AF525030

Von wachen Sinnen getragen

Möge ein Zauber über dir sein

sodass du das Licht der Pflanzen siehst
sodass du den Duft der Blumen riechst
sodass du die Sprache der Bäume hörst
sodass du den Schutz der Steine fühlst
sodass du den Nektar der Natur schmeckst
sodass sich deine Sinne öffnen

und deine Seele blüht

Möge sich täglich für dich eine Knospe öffnen
und farbenfroh dein Herz bestäuben

Verfasser unbekannt

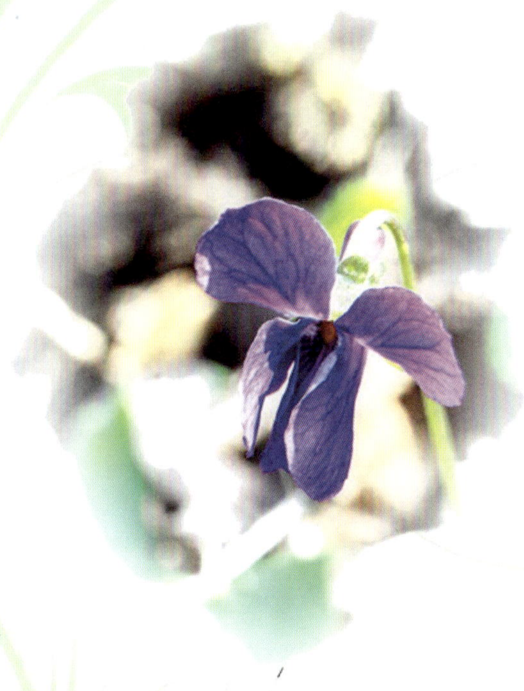

2020
Dritte überarbeitete Ausgabe
ISBN 978-3-00-066228-7

Sophie Bösel
Kräuterpädagogin – Volksheilkundlerin - Aromaexpertin

Internet: www.kraeuterschneckle.de
Email: info@kraeuterschneckle.de

Vertrieb: pebola Eigenverlag

Vorwort

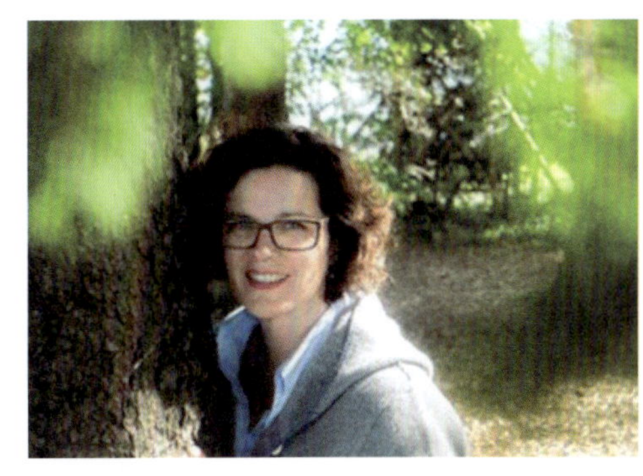

Liebe Kräuterinteressierte und Naturfreunde!

Bei Vorträgen, Seminaren oder Führungen wurde ich immer wieder gefragt: „Wo steht all das, was Sie uns da so leidenschaftlich über die Pflanzen erzählen?" Die vielen Fragen danach haben mir keine Ruhe gelassen und so habe ich mich hingesetzt und all die Dinge, die mir über diese Pflanzen am Wichtigsten erscheinen – übrigens genau das, was ich auch am liebsten über sie erzähle – kurz und bündig zusammengetragen und aufgeschrieben. Und so ist nun dieses Buch entstanden. Es enthält Pflanzen, die wir zwar oft kennen, über die wir jedoch nur sehr wenig wissen. Vielfach wachsen sie direkt vor unserer Haustüre und können so schnell und unkompliziert gesammelt und verwendet werden. Es ist ein Anfang – weitere Pflanzen werden hoffentlich folgen, denn ich habe noch eine Menge zu erzählen!

In uns allen schlummert eine große Sehnsucht nach Ruhe, Ursprünglichkeit und Harmonie. Jedes Jahr aufs Neue – wenn die Natur erwacht – zieht es uns hinaus ins Freie. Wir wollen die laue Luft spüren, die Vögel singen hören, Knospen sprießen sehen und den würzigen Duft der frischen Erde riechen. Wir freuen uns auf die Blütenpracht und die Düfte, die uns Tag für Tag begegnen – und natürlich über das frische, zarte, geschmackvolle Grün. Dazu gehören auch die Kräuter, die unseren Speiseplan und unsere Hausapotheke täglich neu bereichern. Und nicht zuletzt tun sie einfach unserer Seele gut – wie wunderbar!

All das ist mir sehr vertraut – bin ich doch selbst als „Landkind" aufgewachsen. Als junge Frau und Mutter begann ich, mich für die Kräuter zu interessieren. Ich wollte meine Familie gesund ernähren und sie mit möglichst sanften Methoden bei Krankheit unterstützen. Aus meiner anfänglichen Neugier wurde ein Interesse, das mehr und mehr wuchs. Die Kräuterleidenschaft hatte mich gepackt. Ich sog alles auf und wollte stetig mehr darüber lernen – nicht nur aus Büchern, sondern auch von Menschen, die selbst viele Erfahrungen gemacht haben oder über ein großes Wissen darüber verfügen. Also beschloss ich, Kräuterpädagogin zu werden. Es war eine Entscheidung, die mein Leben sehr stark verändern sollte.

Es folgten weitere Zertifizierungen und Ausbildungen, sodass ich meinen Kräuterschatz stets erweitern und ergänzen konnte. Ob bei der Ausbildung zur Volksheilkundlerin, in Klosterheilkunde oder zur Aromaexpertin – sowohl der Austausch mit Gleichgesinnten als auch die Erfahrungen der Menschen haben mich dabei besonders fasziniert und bereichert.

Ich lade Sie also ein, sich mit diesem Buch ein wenig zu beschäftigen, die Bilder zu betrachten, die kleinen Weisheiten auf sich wirken zu lassen und die von mir empfohlenen und allesamt erprobten Rezepte auszuprobieren. Wer weiß – vielleicht stecke ich Sie ja an mit meiner Begeisterung für die Kräuter! Es würde mich freuen!

Ihre Sophie Bösel

zertifizierte Kräuterpädagogin,
Volksheilkundlerin und ärztlich geprüfte Aromaexpertin

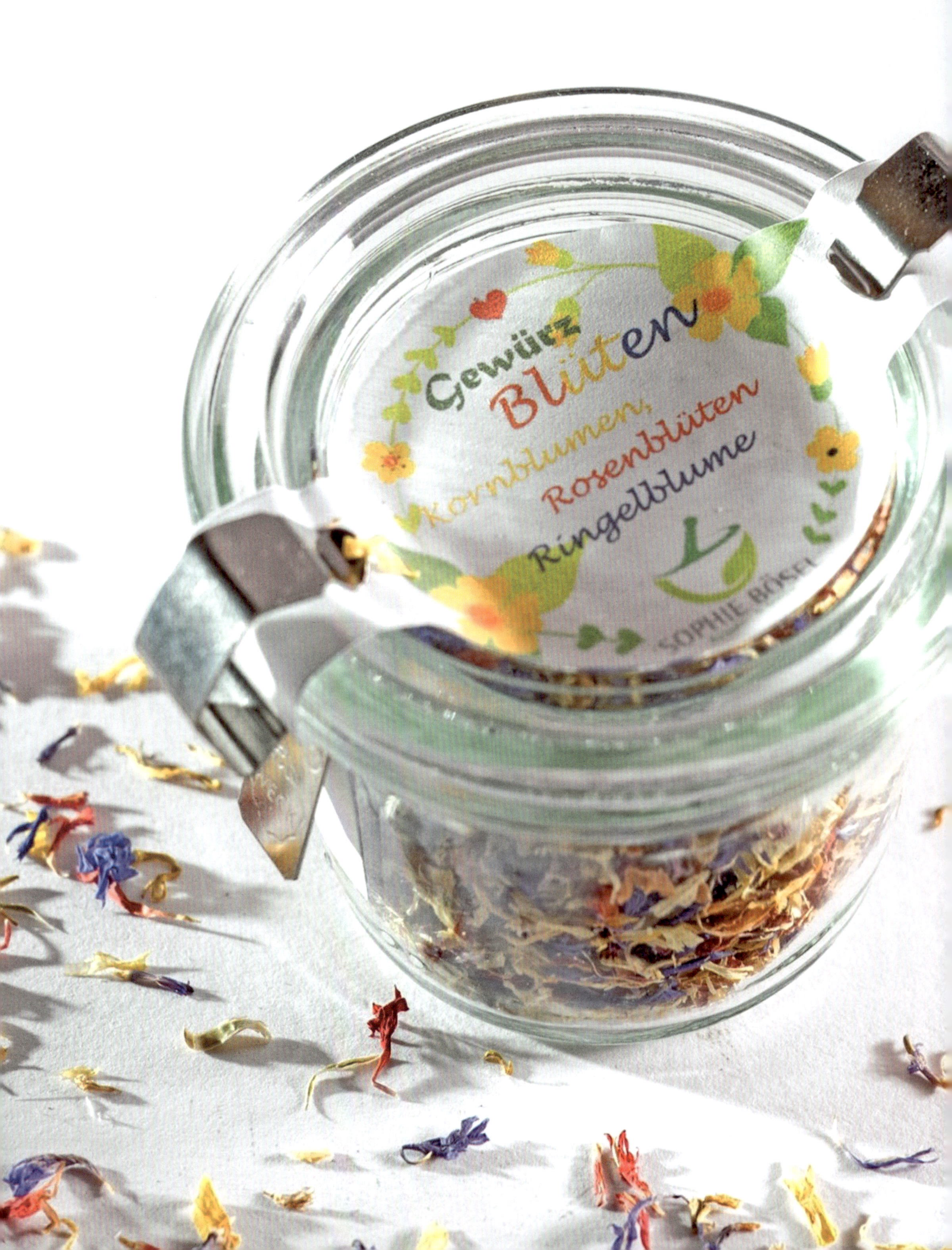
Gewürz
Blüten
Kornblumen,
Rosenblüten
Ringelblume
SOPHIE BÖSEL

Inhalt

SCHARBOCKSKRAUT

ranunculus ficaria

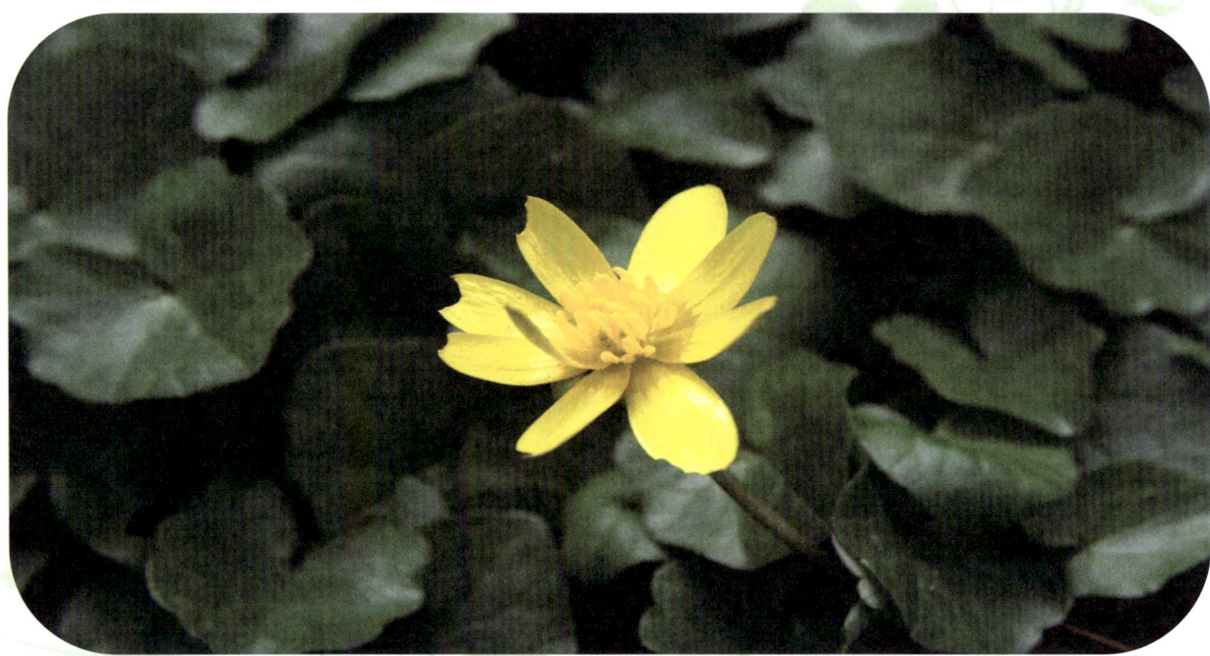

Was ich besonders interessant finde...

Botanisches

- Eines der ersten Frühlingskräuter
- Wird 5-15 cm hoch – wächst gerne auch schattig und mag es feucht – oft unter Sträuchern und Bäumen zu finden, auch im Rasen – bildet gerne Teppiche.
- Hat nierenförmige bis runde, leicht glänzende Blätter – wird daher auch Spiegelkraut genannt.
- Blüht von März bis Mai und zieht sich dann bis zum nächsten Frühjahr vollständig ein.
- Es gehört zur Familie der Hahnenfußgewächse, wie der scharfe Hahnenfuß auf der Wiese.

VORSICHT: Nicht mehr verwenden, wenn die Pflanze blüht! Es könnte beim Verzehr größerer Mengen oder bei empfindlichen Menschen zu Durchfall/Erbrechen führen.

Geschichtliches

- Der Name leitet sich ab von Skorbut – das ist eine Vitamin-C-Mangelkrankheit wie sie oft z.B. bei Seefahrern beobachtet wurde.
- Wegen der Ähnlichkeit der Wurzeln wurden diese früher gegen Feigwarzen angewendet.

Heilkundliches

- Enthält viel Vitamin C, daher stärkend für das Immunsystem und die Organe.

Kulinarisches

- Teil der Gründonnerstags-Suppe
- Blätter und Wurzeln sind essbar.
- Kleine Wurzeln sehen aus wie winzige Kartöffelchen – nährstoffreich!
- Saft aus frischen Blättern mit Milch mischen, dann ist er verträglicher – täglich einen Teelöffel zur Vitaminversorgung.
- Scharbockskraut nur frisch verwenden.

Pflücke jeden Tag einen kleinen Blumenstrauß mit Blüten der Freude, Knospen der Zuversicht und Blättern der Begeisterung. Dann wird dein Leben reich und bunt.

Wie ich es anwende...

- Frische Blätter in Salate zusammen mit anderen Wildkräutern und Gartensalaten
- Frische Blätter in grüne Soßen, Dips, Suppen (Gründonnerstagssuppe) Smoothies, Kräuterbutter, Kräuterquark, Pestos
- Nicht trocknen – ggf. zusammen mit anderen Kräutern einfrieren (Eiswürfelbehälter).

Meine Rezepte

Kräuterbutter

200 g zimmerwarme Butter
1 halbe Knoblauchzehe
1 Handvoll Wildkräuter wie Brennnessel, Löwenzahn, Scharbockskraut, Giersch, Knoblauchrauke
Salz und Pfeffer
Zitronensaft

Wildkräuter waschen und klein schneiden. Butter mit den vorbereiteten Kräutern und gepresster Knoblauchzehe vermischen. Mit Salz, Pfeffer und etwas Zitronensaft sowie ggf. einer Prise Zucker abschmecken. Die Butter in Förmchen geben und im Kühlschrank fest werden lassen oder einfach in einer Schale auf den Tisch stellen.

Schinken-Kräuter-Wrap

Dressing:
Knoblauch, Essig,
Salz, Pfeffer, Öl

Salat:
Gartensalat
verschiedene Wildkräuter wie Knoblauchrauke, Scharbockskraut, Brennnessel, Spitzwegerich, Löwenzahn…
eine Handvoll Gänseblümchenblüten
200 g Mozzarella
200 g Schinken

Scharbockskraut und andere Wildkräuter sowie Gartensalat waschen und trocken tupfen. Mozzarella in dicke Scheiben schneiden und mit Schinken umwickeln. Salat und die Kräuter in die Päckchen hineinstecken. Das Dressing in die Schinkentüten gießen und die Blüten auf dem Teller verteilen.

Kräutersuppe „Ach du grüne Neune“

1 EL Butter oder Öl
1 Zwiebel,
1-2 Möhren
ca. 3-4 Kartoffeln
1 Liter Wasser, Salz, Pfeffer, Muskat, Würze nach Geschmack
1 Becher Sahne
3-4 Handvoll Kräuter von Brennnessel, Giersch, Spitzwegerich, Scharbockskraut, Gänseblümchen, Löwenzahn, Sauerampfer, Vogelmiere, Schafgarbenblättchen und ein paar Blättchen Gundermann

Fett im Topf erhitzen, Zwiebel klein hacken und anschwitzen. Möhren und Kartoffeln waschen, klein würfeln, ebenfalls kurz anschwitzen und noch ein paar Minuten mitkochen lassen. Wasser zugeben und alles leise köcheln lassen, bis das Gemüse weichgekocht ist. Kräuter zugeben, mit Salz, Pfeffer und Muskat würzen und zum Schluss Milch oder alternativ Sahne zugeben. Die Suppe ggf. pürieren und abschmecken.

Mit dieser Suppe kann man die Kraft des Frühlings schmecken!

Knoblauchrauke

alliaria petiolata

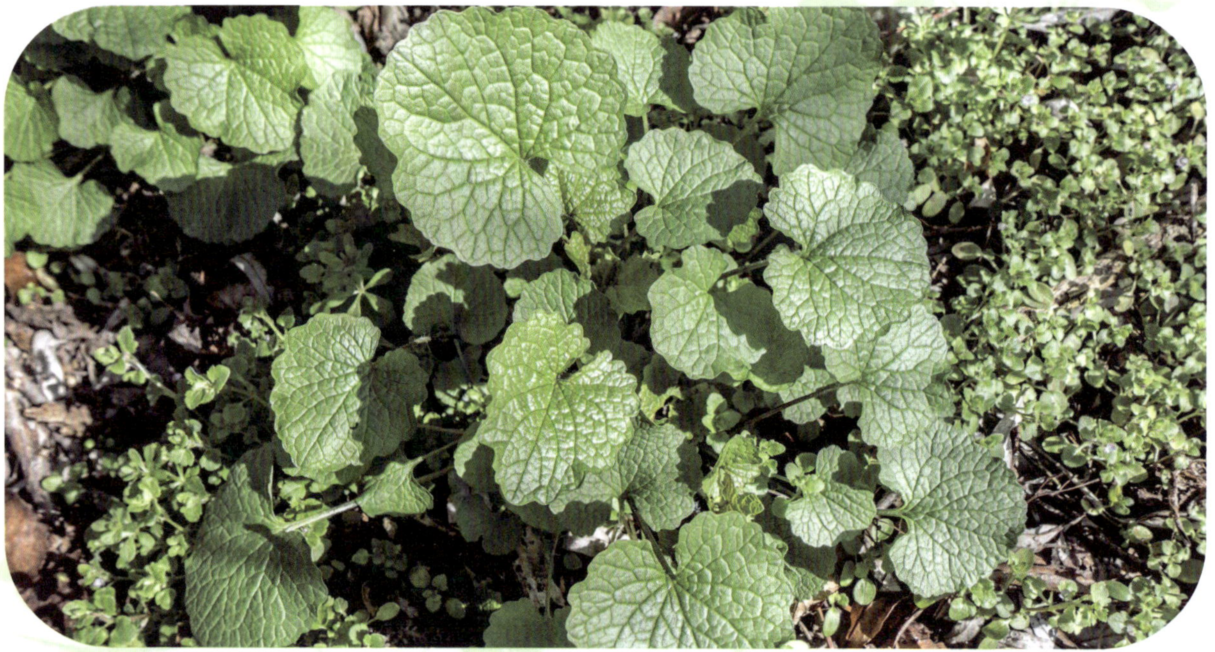

Was ich besonders interessant finde...

Botanisches

- Gehört zur Familie der Kreuzblütler wie Radieschen, Salat, Hirtentäschel.
- Wächst gerne an feuchten und schattigen Plätzen wie an Waldrändern oder unter Sträuchern.
- Wird ca. 60-80 cm hoch und trägt kleine weiße Blüten (April/Mai/Juni).
- zweijährige Pflanze
- Kann sehr gut im Garten ausgesät werden, indem man eine Schote der verdörrten Pflanze in den Garten gibt. Diese sät sich dann selbst aus.
- Kann evtl. mit Brennnessel verwechselt werden – wächst auch gerne in der Umgebung von Brennnesseln.

Geschichtliches

- Im Mittelalter wurde der Samen der Knoblauchrauke vor allem von der armen Bevölkerung als Pfefferersatz verwendet – sie konnten sich den echten, teuren Pfeffer nicht leisten.

Heilkundliches

- Wirkt entzündungshemmend, antibakteriell, immunstärkend, wundheilend.
- Enthält Senfölglycoside, Mineralstoffe, Saponine und andere.
- Blätter können auch zur ersten Hilfe bei kleinen Verletzungen oder Insektenstichen verwendet werden, z.B. als Auflage.
- Bei entzündetem Zahnfleisch oder Mandelentzündung mit starkem Absud gurgeln.
- Die Pflanze wirkt antibakteriell - ähnliche Verwendung wie Knoblauch, da ähnliche Wirkstoffe enthalten sind.

Kulinarisches

- Sowohl Blätter als auch Blüten sind essbar.
- Samen gilt als Gewürz.
- Am besten frisch verwenden.

Nur wer mit dem Herzen sieht, kann die Schönheit der Schöpfung erkennen.

Wie ich es anwende...

- Frische Blätter und Blüten in Salate, Dips, Pestos, Soßen, Suppen, Kräuterbutter, Smoothies, Kräuterquark, pur auf das Butterbrot, in Brötchen oder Gebäck
- Ein großer Zweig Knoblauchrauke ersetzt geschmacklich eine halbe Knoblauchzehe.
- Frische Blüten zur Dekoration von Salaten, Speisen, Getränken
- Frische Blüten und Blätter zum Einlegen in Kräuteröl oder -essig, in Kräutersalz
- Erste-Hilfe-Pflanze bei Insektenstichen, kleinen Verletzungen. Die Blätter quetschen und auflegen oder einen Breiumschlag machen.
- Die Samen der Fruchtstände können im Sommer/Herbst gesammelt und wie Pfeffer verwendet werden. Die Samen sehen aus wie kleine Pfefferkörnchen.

Meine Rezepte

Knoblauchrauke auf Baguette

Blätter von der Knoblauchrauke
Olivenöl
Baguette-Scheiben
Camembert

Blätter der Knoblauchrauke waschen und trocken tupfen, etwas klein schneiden und mit Olivenöl vermengen, auf Baguette-Scheiben legen und mit einer Scheibe Camembert kurz im Backofen überbacken und heiß servieren.

Schmeckt herrlich zu einem Glas Wein.

Geblümte Wiesenbrote oder Pesto

Blätter von Knoblauchrauke, Scharbockskraut, Sauerampfer, Brennnessel, Bärlauch, Vogelmiere, Spitzwegerich
Sonnenblumenöl, Distelöl oder Rapsöl
Salz, frisches Brot, Magerquark
einige frische Blüten zum Garnieren, z.B. Waldveilchen, Schlüsselblume, Gänseblümchen, rote Taubnessel, Rosenblüten…
Ggf. können noch ein paar Kräuter aus dem Garten wie Petersilie, Pimpinelle, Oregano etc. zugegeben werden.

Die grünen Blättchen sehr fein hacken und mit etwas Salz und Öl gut mischen – diese Paste hält einige Tage. Brotscheiben schneiden, mit Magerquark bestreichen und etwas von der Wiesenpaste dazugeben. Mit den verschiedenen, farbigen Blüten garnieren.

Um aus der Paste ein PESTO herzustellen, sollten Nüsse und Parmesan zugegeben werden, kurz im Mixer oder mit dem Pürierstab mixen – fertig. Das Pesto kann für Dips, als Aufstrich oder zusammen mit Nudeln gegessen werden. Es hält sich ein paar Wochen im Kühlschrank. Man sollte jedoch immer wieder Öl über das Pesto gießen, wenn etwas aus dem Glas entnommen wurde, damit es nicht so schnell verdirbt.

Italienische Spieße

200 g Schafskäse
40 Blätter von der Knoblauchrauke
20 Cherry-Tomaten
Salz, Pfeffer
ggf. Schlehenästchen als Spieße alternativ Zahnstocher

Knoblauchraukeblätter waschen und trocken tupfen. Schafskäse in Würfel schneiden und die Cherry - Tomaten halbieren. Jeweils einen Schafskäsewürfel in ein Knoblauchraukeblatt einschlagen und zusammen mit der Hälfte einer Cherry-Tomate aufspießen. Schön auf einigen Salatblättern anrichten.

Giersch

aegopodium podagraria

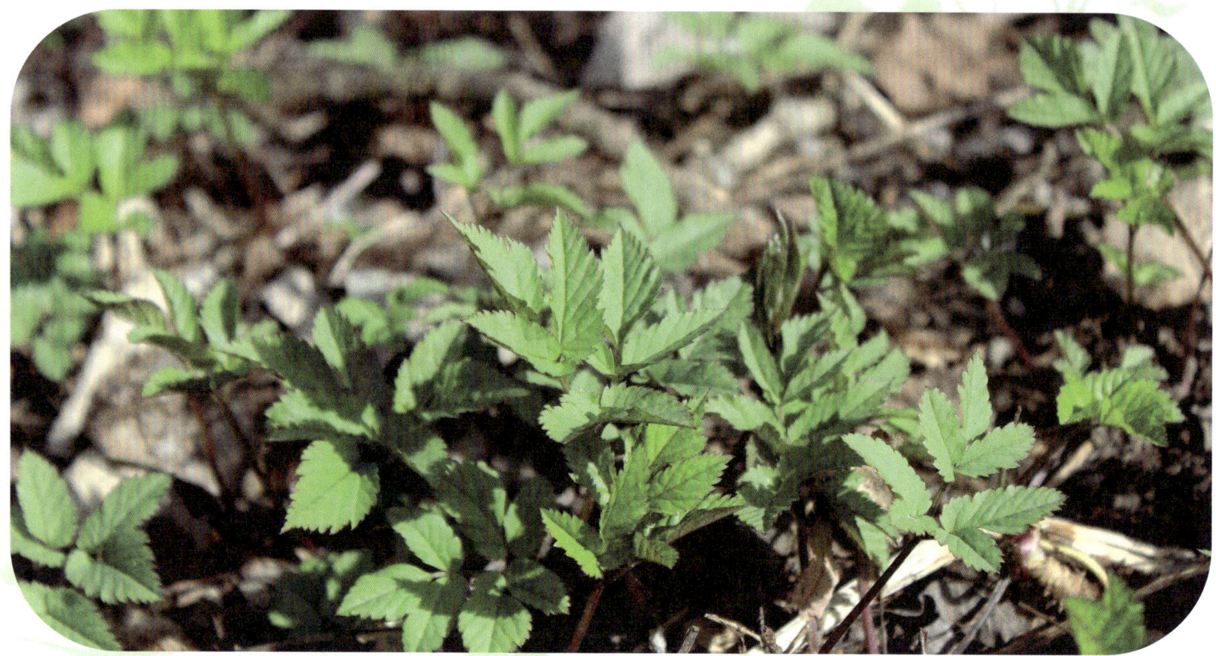

Was ich besonders interessant finde...

Botanisches

- Wuchernde, sehr ausdauernde und hartnäckige Pflanze
- Gehört zur Familie der Doldenblütler wie Kümmel, Fenchel oder Wiesenbärenklau.
- Erkennung: dreikantiger Stängel – drei Fiedern; die mittlere Fieder hat immer drei Blätter (3-3-3).
- Wird auch Erdholder genannt oder auch Geißfuß aufgrund der Form des Stielansatzes.
- Ausrotten ist kaum möglich, daher essen, essen… alternativ die frischen Blätter sofort nach dem Austreiben abschneiden, um den Stoffwechsel der Pflanze zu stören und sie so etwas einzudämmen – durch Ausreißen wird das Wachstum eher angeregt!

VORSICHT: Verwechslung mit giftigen Doldenblütlern möglich, wie z.B. mit geflecktem Schierling oder der Hundspetersilie

Geschichtliches

- uraltes Wildgemüse
- Früher Zipperleins-Kraut genannt – wurde gegen Rheuma und Gicht eingesetzt.
- Wichtiges Kraut der Gründonnerstagssuppe

Heilkundliches

- Enthält sehr viele Vitamine, Mineralien und Spurenelemente.
- Wirkt harntreibend, antirheumatisch, entwässernd, entzündungshemmend, abführend u. a.
- Gut für die Frühjahrskur

Kulinarisches

- Nur frischen jungen Giersch verwenden – ältere Blätter schmecken sehr bitter.
- Schmeckt nach Möhre und Sellerie.
- Überall, wo Petersilie verwendet wird, kann ersatzweise Giersch genommen werden.

Ich wünsche dir die zärtliche Ungeduld des Frühlings, das milde Wachstum des Sommers, die stille Reife des Herbstes und die Weisheit des erhabenen Winters.

Wie ich es anwende...

- Frische junge Blätter für Salate, Gemüse, Suppen, Smoothies, Frischpflanzensaft, in Kräuterbutter u. -quark, Dips, Soßen, Brote, Rohkostgerichte, eingelegt in Öl
- Blüten zur Dekoration von Salaten etc.
- Als Wildgemüse, z.B. als Beigabe zum Spinat oder mit Brennnesseln
- Giersch-Pesto (siehe Rezept Pesto Knoblauchrauke, Seite 5)
- Als Gewürz- Petersilienersatz, z.B. in Salaten sowie in Suppen und Gemüse
- Als feines Gewürzsalz – Salz mit getrockneten Blättern oder Samen mischen und mixen oder mörsern.
- In Kräuterlimonade (siehe Rezept unten)
- Samen als feine Würze für Brotteig, ähnlich wie Kümmel
- Als Tee bei Rheuma und Gicht. Zwei EL frische, zerkleinerte Blätter mit ¼ l kochendem Wasser übergießen und ca. 5 Min. ziehen lassen – max. 3 Tassen täglich für max. 6 Wochen.

Meine Rezepte

Giersch-Rösti

600-800 g festkochende Kartoffeln
50 g Olivenöl
Kräutersalz
frisch geriebene Muskatnuss
100-150 g Gierschblätter, fein geschnitten
20 g geriebener Käse

Kartoffeln schälen und reiben. In einer beschichteten Pfanne die Hälfte des Olivenöls erhitzen, Kartoffeln zugeben, mit Kräutersalz und Muskatnuss würzen, unter Rühren braten. Vor Ende der Bratzeit den Giersch unter die Kartoffeln mischen, einen Kuchen formen, bei mittlerer Hitze braten. Rösti wenden, das restliche Olivenöl zugeben, fertig braten. Käse darüberstreuen und zugedeckt schmelzen lassen.

Tipp: Den Giersch kann man auch durch andere Kräuter wie Knoblauchrauke, junge Schafgarbenblätter, Wiesensalbei etc. ersetzen.

Giersch-Limonade

10-15 Giersch-Blätter,
ggf. einen Stängel Zitronenmelisse, Pfefferminze, Lavendel oder Wiesenknopf
Saft von 1 Zitrone
1 Liter Apfelsaft
1 Liter Mineralwasser

Kräuter waschen, ausschütteln und als Strauß zusammenbinden - anquetschen und für mindestens 3 Stunden in den Apfelsaft hängen, sodass die Stängel nicht im Saft sind. Strauß herausnehmen, Zitronensaft oder Zitronenscheiben und Mineralwasser dazugeben und kühl, ggf. mit Eiswürfeln servieren.

Giersch-Salz

Getrocknete Gierschblätter
Salz

Getrocknete Gierschblätter, alternativ Samen, mit Salz mörsern. Das Salz ist sehr gut geeignet zum Würzen von Suppen, Soßen und Dips.

Mein besonderer Tipp

Gierschblätter in dünnem Pfannkuchenteig ausbacken! Ergibt grüne Chips, die nicht nur fein schmecken, sondern auch noch gesund sind!

GÄNSEBLÜMCHEN

bellis perennis

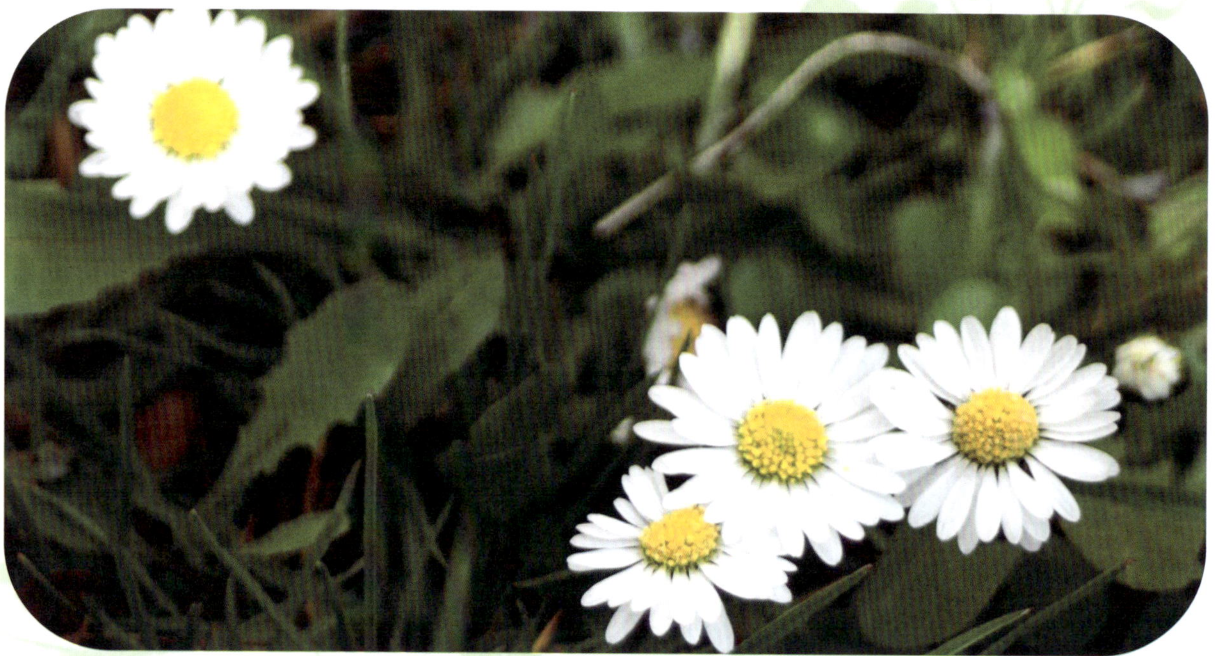

Was ich besonders interessant finde...

Botanisches

- Gehört zu den Korbblütlern.
- Gänseblümchen sind verlässliche Wetteranzeiger: Wenn sie am Morgen geschlossen bleiben, wird es tagsüber kaum Sonne, aber sicher Regen geben.
- Wird auch Tausendschön, Maßliebchen oder Augenblume genannt.

VORSICHT: bei Korbblütler-Allergie!

Geschichtliches

- Laut einer Sage ist das Gänseblümchen aus den Tränen Mariens auf der Flucht nach Ägypten entstanden.
- Das Gänseblümchen steht für Kindheit und Unbeschwertheit – man lag in der Wiese und band Kränze, Ketten, Sträußchen.
- Orakelpflanze: „Er liebt mich, er liebt mich nicht".
- Die rote Färbung der Blütenblätter kommt angeblich davon, dass Maria kleine Blumen mit weißen Blüten gebastelt und sich dabei in den Finger gestochen hat. Sie blutete und Jesus gefiel die rot-weiße Blüte so gut, dass er dem Gänseblümchen Leben einhauchte.
- Galt in früherer Zeit auch als Abtreibungsmittel, daher sollte es im 18. Jhd. ausgerottet werden.

Heilkundliches

- Enthält Gerbstoffe, Bitterstoffe u.v.m.
- Wirkt harntreibend, wundheilend, appetitanregend, hautklärend.
- Sie wird auch kleine Schwester der Ringelblume genannt (ähnliche Wirkungsweise).
- Wenn man die ersten drei Gänseblümchen isst, die man findet, bleibt man angeblich das ganze Jahr über fieberfrei – so eine alte Weisheit.
- Wird in der Volksheilkunde bei Hautleiden, Akne, Ekzemen, Verstauchungen, Prellungen, zur Anregung des Stoffwechsels und zur Blutbildung sowie zur Entgiftung eingesetzt.
- frischer Saft bei Schürfwunden

Kulinarisches

- Blüten und Blätter sind essbar; Blattrosetten werden wie Feldsalat verwendet. Man nennt es auch „wilder Feldsalat".

Ein langes Leben blüh' dir
entgegen—lachendes Glück
kehr' bei dir ein. Freude sei
mit dir auf allen Wegen,
strahlender Frühling und
Sonnenschein.

Wie ich es anwende...

- Frische Blüten in Eiswürfeln als schöne Deko für Drinks, Bowle etc.
- Frische Blüten kandiert (siehe Rezept) als essbare Deko
- Frische Blätter für Salate verwenden. Die Blattrosetten im Frühling abschneiden und wie Feldsalat zubereiten.
- Frische Blätter und Blüten für Suppen, Dips, Kräuterbutter, Kräuterquark, Pestos, Smoothies
- Blüten getrocknet im Winter in heiße Suppen oder Getränke geben – lässt die Blüten wieder „erblühen".
- Blüten frisch oder getrocknet für Hautreinigungsprodukte wie Gesichtswasser oder Dampfbad – klärt die Haut.
- Breiumschläge oder Kompressen mit starkem Absud aus getrockneten oder frischen Blüten und Blättern zubereiten. Bei Verletzungen von Muskelfasern, Quetschungen, Fingergeschwüren, Muttermalen und anderen Hauterkrankungen anwenden.
- Blütentee trinken bei unreiner Haut.

Meine Rezepte

Kandierte Blüten

Blütenköpfchen von Gänseblümchen
Eiklar
feinen Zucker

Blütenköpfchen nicht waschen – Eiklar mit einem Teelöffel Wasser mischen. Mit sehr feinem Pinsel die Blüten vollständig bestreichen (Ober- u. Unterseite). Feinen Zucker über die Blüten rieseln lassen und für mehrere Stunden im Ofen bei 40°C und leicht geöffneter Backofentür oder einige Tage bei Zimmertemperatur trocknen lassen.

Gänseblümchen-Aufstrich

1 Handvoll Gänseblümchen (Blätter und Blüten)
1 Handvoll Scharbockskrautblätter
1 Handvoll Sauerampferblätter
1 mittelgroße Zwiebel
Olivenöl
250 g Frischkäse
Salz, Pfeffer, Zitronensaft

Gänseblümchen, Scharbockskrautblätter und Sauerampferblätter gründlich waschen, etwas trocken tupfen und fein schneiden. Zwiebel fein würfeln, in etwas Olivenöl anbraten. Die Zwiebel und Kräutermischung unter den Frischkäse geben und mit Salz, Pfeffer und Zitronensaft abschmecken.

Gänseblümchenkapern

2 Handvoll Blütenknospen
Salzwasser
½ Liter Apfelessig

Blütenknospen 24 Stunden in Salzwasser einlegen. Dann kurz mit heißem Wasser abspülen und in ein Glas oder mehrere kleine Gläschen füllen. Mit dem Apfelessig übergießen und fest verschließen. Ca. 2 Wochen ziehen lassen.

Löwenzahn-Gänseblümchen-Honig

3 Handvoll Löwenzahnblütenblätter (nur die gelben Blütenblätter ohne Köpfchen)
1 Handvoll Gänseblümchenköpfe
1 Liter Wasser
1 kg Zucker
2 Limetten

Löwenzahn und Gänseblümchen in einen großen Topf geben. Das Wasser zugeben und zugedeckt 2 Stunden ziehen lassen - kurz aufkochen und wieder abkühlen lassen. Limetten in Scheiben schneiden und zu den Blüten geben. Über Nacht ziehen lassen. Am nächsten Tag die Blüten und Limetten herausfiltern und den Zucker zur Flüssigkeit in den Topf geben. Das Ganze kurz aufkochen lassen und dann die Temperatur herunterstellen und 2 Stunden nur ganz leicht köcheln lassen, bis sich Fäden ziehen lassen. Das kann man auch testen, wenn man einen kleinen Klecks auf einen Teller gibt und dann mit dem Finger nach oben zieht. Sollte wie Honig sein. Dann in kleine, ausgekochte Gläser füllen und genießen!

Bärlauch

allium ursinum

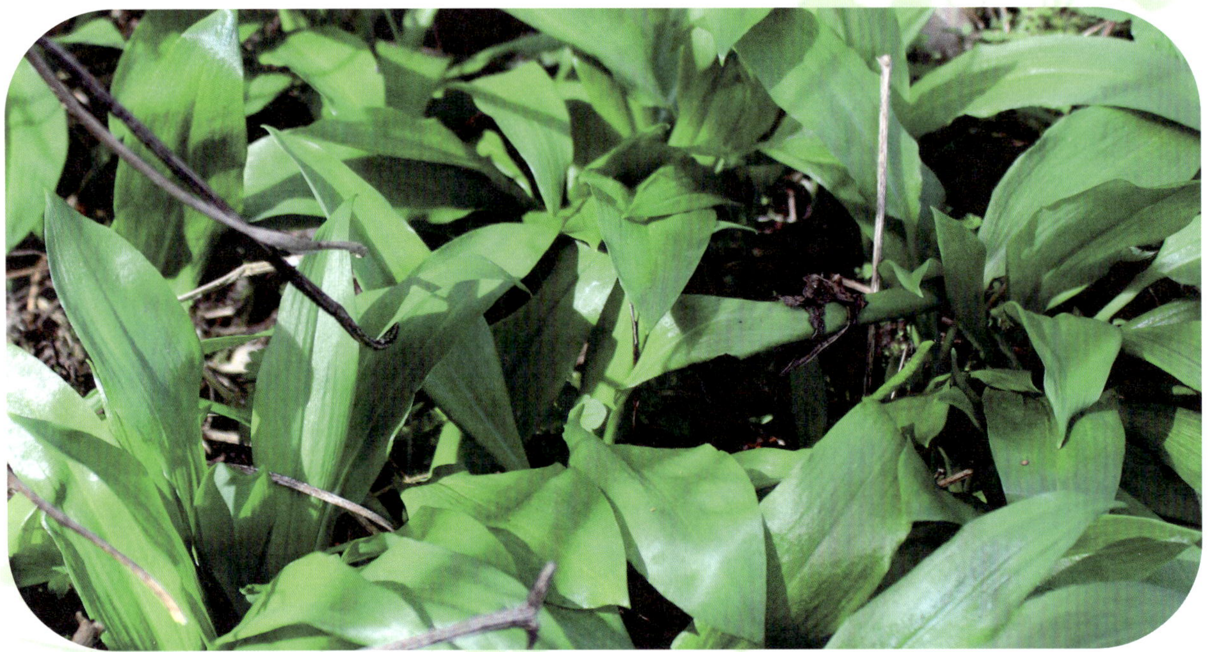

Was ich besonders interessant finde...

Botanisches

- Gehört zur Familie der Amaryllisgewächse.
- Ist mehrjährig, Ameisen *verziehen* den Samen.
- Heißt auch Hexenzwiebel, Wurmlauch, Waldknoblauch.
- Wächst gerne an schattigen Orten wie im Wald, unter Büschen und schattigen Plätzen in Gärten.
- Blüht von April bis Mai.

VORSICHT: kann mit Maiglöckchen verwechselt werden!!! Deshalb bei der Ernte immer genau prüfen – jedes Blatt anschauen!

Unterschied: Bärlauchblätter haben eine stumpfe Blattunterseite und er wächst einzeln aus dem Boden. Die Blattunterseite des Maiglöckchens ist glänzend und es wachsen immer zwei Blätter aus einem Stängel.

Geschichtliches

- Soll die erste Nahrung von erwachten Bären sein und „Bärenkräfte“ verleihen.
- Wegen seines starken Geruchs wurde Bärlauch bereits im Mittelalter als „vertreibende Kraft“ genutzt.
- Die Römer nutzten Bärlauch, um einen Liebestrank herzustellen, der auch bei angehexter Impotenz helfen sollte.

Heilkundliches

- Wirkt schleimlösend, harntreibend, ausgleichend auf Blutdruck und Cholesterin, galletreibend, entzündungshemmend.
- Bärlauch ist eine Eisenpflanze – bei Eisenmangel bzw. zur besseren Aufnahme von Eisen empfohlen.
- Zur Verhinderung von Arteriosklerose, als Heilnahrung bei Arterienverkalkung, Magen- und Darmkatarrh sowie bei Bronchitis

Kulinarisches

- Am besten frisch verwenden – beim Einfrieren leidet die Qualität – eher nicht trocknen.
- Hat einen intensiven würzigen Duft – alles ist essbar, auch die Blüten und die Wurzeln.
- Bärlauch ist NICHT giftig, wenn er blüht – er schmeckt aber nicht mehr so aromatisch.

Sei offen für Veränderung! Wie ein Sonnenstrahl, der eine Blüte öffnet, sind es die kleinen Momente, die unser Leben verändern.

Wie ich es anwende...

- Frische Blätter im Salat, für Suppen, Soßen, Dips, Frischkäse, in Kräuterbutter und -quark, Käsezubereitungen, Pestos, Brote, Eierspeisen, eingelegt in Öl oder Essig, Salzzubereitungen
- Frische Blätter als Brotbelag oder Wickel für Käse, Fleischküchle u.v.m.
- Blüten als essbare Dekoration für Salate, Dips, Getränke
- Würzelchen als Knoblauchersatz
- Knospen als wilde Kapern
- Samen lässt sich ab Juni noch grün und unreif ernten – zu verwenden wie grüner Pfeffer zu Soße, Gemüse, Käse.
- Frische Blätter angesetzt als Tinktur zum Einnehmen (Frühjahrskur, Entgiftung, blutdrucksenkend)

Meine Rezepte

Bärlauchsalz

Steinsalz, Himalayasalz
oder auch anderes Salz
frische Blätter vom Bärlauch

Salz mit Blättern vom Bärlauch (gewaschen und trocken getupft) zusammen mixen, in Gläser abfüllen und beschriften. Verfeinert Suppen, Kräuterbutter, Salate usw. Sollte allerdings möglichst frisch in den nächsten Wochen und Monaten aufgebraucht werden.

Bärlauch-Bresso

1 Büschel Bärlauch, ggf. gemischt
mit Rauke, Knoblauchrauke,
Sauerampfer oder Giersch
500 g Quark
100 g Sahne
200 g Schmand
Salz und Pfeffer

Molke vom Quark über Nacht in einem Sieb abtropfen lassen, damit Bresso bröselig und trocken wird. Kräuter waschen, abtropfen lassen und fein schneiden. Quark, Sahne und Schmand miteinander verrühren. Bärlauch dazugeben und vermengen, Gewürze unterrühren und abschmecken. Masse in ein Sieb füllen und in der Schüssel abgedeckt nochmals bei Zimmertemperatur 12 Stunden hängen lassen. Masse in Gefäße abfüllen – ggf. nochmals 1-2 Tage im Kühlschrank nachreifen lassen – hält sich einige Tage.

Fächer-Bärlauchbrot

2-3 Handvoll Bärlauch
250 g Dinkelmehl (1050)
250 g Weizenmehl (450)
1 Stück Hefe
350 ml lauwarme Milch
1 TL Zucker
175 ml Olivenöl
1 EL Salz
ggf. etwas Mehl

Beide Mehle in eine Schüssel geben, mittig eine Mulde formen und Hefe hineinbröckeln. Diese mit 100 ml lauwarmer Milch, Zucker und ein wenig Mehl verrühren. Abgedeckt 30 Minuten gehen lassen. Restliche Milch sowie 2 EL Olivenöl und Salz zugeben und zu einem glatten Teig verarbeiten, ggf. noch Mehl zugeben. Durchkneten und nochmals 30 Minuten gehen lassen.

Bärlauch waschen, trocken tupfen und feinhacken. 2 Esslöffel beiseite stellen, den übrigen Bärlauch mit restlichem Öl vermengen. Teig nochmals durchkneten und ca. 1 cm dünn ausrollen. Mit Bär- lauch-Öl bestreichen und in lange Streifen in der Breite einer Kastenform schneiden. Streifen wellenförmig falten und die Abschnitte aneinander in die mit Backpapier ausgelegte Kastenform stellen. Das Fächerbrot sollte bis ca. 2 cm unter den Formrand reichen. Abgedeckt nochmals 30 Minuten gehen lassen und dann bei 180°C ca. 50 Minuten backen. Zum Ende ggf. mit Alufolie abdecken. Aus dem Ofen nehmen, leicht abkühlen lassen, aus der Form stürzen und noch leicht warm oder kalt genießen – ideal auch für ein Picknick.

Das fertige Brot mit restlichem Bärlauch garnieren.

Löwenzahn

taraxacum officinale

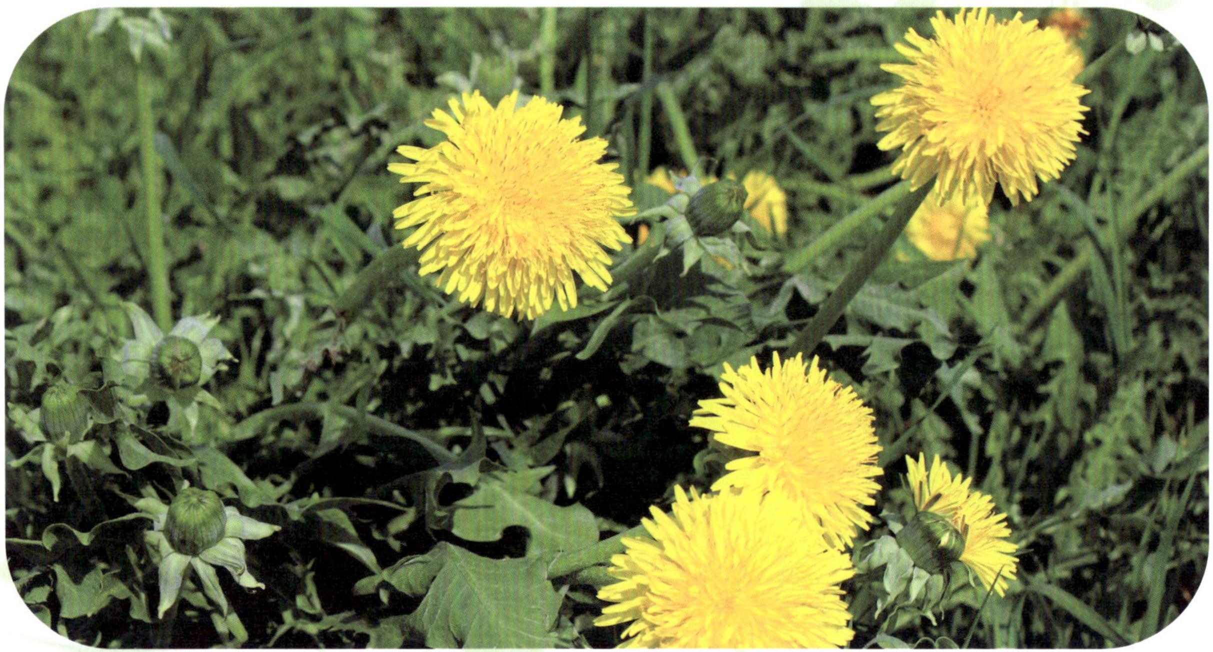

Was ich besonders interessant finde...

Botanisches

- NICHTS ist giftig am Löwenzahn – alles kann gegessen bzw. verwendet werden.
- Flecken durch Blütenstaub nicht auswaschen – in die Sonne hängen – löst Flecken auf! Auch die Milch macht Flecken, ist aber nicht giftig.
- Kann verwechselt werden mit Herbst-Löwenzahn, Ferkelkraut (borstig behaarte Blätter) oder Wiesen-Pippau (enthält keinen Milchsaft).
- Gehört zur Familie der Korbblütler.
- Der Bitterstoffgehalt ist im Frühjahr besonders hoch.

Geschichtliches

- In Asien wird er „Ginseng des Westens" genannt (Wurzel!).
- Früher wurde aus der getrockneten und gemahlenen Löwenzahnwurzel Kaffee gekocht, auch Muckefuck genannt.
- Der Löwenzahn war immer auch eine Orakelpflanze, z.B. durch Wegblasen der gefiederten Samen.
- Bettnässern wurde Löwenzahn zu essen gegeben, um zu verhindern, dass sie nachts wieder einnässen.
- Wer die ersten drei Löwenzahnknospen isst, wird das ganze Jahr über gesund bleiben.

Heilkundliches

- Löwenzahn ist die beste wild wachsende Leberheilpflanze (viele Bitterstoffe, vor allem in Stängel, Blatt und Wurzel) – Blütenblätter schmecken süß.
- Wirkt appetitanregend, stoffwechselfördernd, vitalisierend, ausleitend, harntreibend, antirheumatisch, ausgleichend, entzündungshemmend, gallefördernd.

VORSICHT: Bei Korbblütlerallergie! Nicht anwenden bei Verschluss oder Entzündungen der Gallenwege, da sehr harntreibend und anregend!

Kulinarisches

- Nur Blütenblätter schmecken süß – alles andere enthält viele Bitterstoffe, daher bei Gelee, Marmelade, Getränken, Sirup... nur die Blütenblätter verwenden.
- Man nennt ihn auch „pflanzliches Gold".

Die Blume der Erkenntnis ist oft nur schwer zu erreichen und lässt sich nicht im Vorbeigehen pflücken.

Wie ich es anwende...

- Frische Blätter in Salate, Dips, Kräuterbutter, Smoothies, Pestos, als Frischpflanzensaft
- Frische oder getrocknete Blätter als Tee für eine Kur – besonders gut auch zusammen mit Brennnessel als Frühjahrskur geeignet.
- Gelbe Blütenblätter (ohne Köpfchen) für Marmelade, Gelee, Likör, Sirup und zum Dekorieren von Salaten, Desserts, Getränken.
- Knospen als Gemüse zubereiten oder wie Kapern einlegen.
- Wurzel frisch als Gemüse (wie Pastinake), geraffelt an den Salat, aufs Butterbrot oder getrocknet und vermahlen als Kaffeeersatz zubereiten.
- Getrocknete Wurzel gerieben und unter Meersalz gemischt als Wurzelsalz.
- Blätter, Blüten, Wurzel als Tee oder Tinktur bei Appetitlosigkeit, Leberleiden, Stoffwechselstörungen

Meine Rezepte

Knospengemüse

1 Zwiebel
20 g Butterschmalz
4 Handvoll Löwenzahnknospen
Salz und Pfeffer
Zitronensaft

Zwiebel hacken und in 20 g Butterschmalz dünsten, 4 Handvoll Löwenzahnknospen zugeben und 5 Minuten andünsten; mit Salz und Pfeffer würzen, ein wenig Zitronensaft zugeben – fertig.

Löwenzahn-Bruschetta

200 g Löwenzahnknospen
80-100 g Salz
200 g Tomaten
1 Zwiebel
6 EL Olivenöl
3 EL Balsamico-Essig
Pfeffer
Baguette

Löwenzahnknospen von abstehenden grünen Blättchen befreien, waschen, mit dem Salz vermischen und einen Tag stehen lassen. Am nächsten Tag das Salz mehrfach gut abspülen und große Knospen ein- bis zweimal durchschneiden. Tomaten klein schneiden, dabei Saft und Kerne entfernen. Zwiebeln fein hacken und alles zusammen mit Essig und Öl vermengen. Mit Pfeffer abschmecken. Auf knusprigen Baguettescheiben anrichten und mit frischen Löwenzahnblütenblättern bestreuen.

Löwenzahn-Likör

60 g Löwenzahnblütenblätter
200 g Zucker
1 Vanillestange
400 ml Obstler
375 ml Wasser

Blütenblätter vom Löwenzahn mit Zucker in einer weithalsigen Flasche gut vermischen. Ungefähr eine Stunde stehen lassen. Das Mark der Vanilleschote mit dem Wasser und dem Obstler zum Löwenzahn geben. Stehen lassen und täglich durchschütteln. Nach 3 Wochen abseihen und in schöne Flaschen füllen. Zur Deko eine Vanilleschote oder Löwenzahnblüten mit in die Flasche geben.

Löwenzahn-Sirup

200 Stück Löwenzahnblüten
1 l Wasser
2 unbehandelte Zitronen
250 g Zucker

Blütenblätter aus dem Kelch ziehen oder abschneiden, mit dem Wasser in einen großen Topf geben und aufkochen lassen. Zitronen in Scheiben schneiden, dazugeben und 2-3 Tage abgedeckt ausziehen lassen, jedoch täglich umrühren. Abseihen, Zucker zugeben, nochmals erhitzen – in heiße Flaschen abfüllen.

Kann zum Süßen von Getränken, Obstsalaten und Desserts verwendet werden, für Kuchen, Eis oder im Sommer, auch für eine Bowle zu verwenden.

Vogelmiere

stellaria media

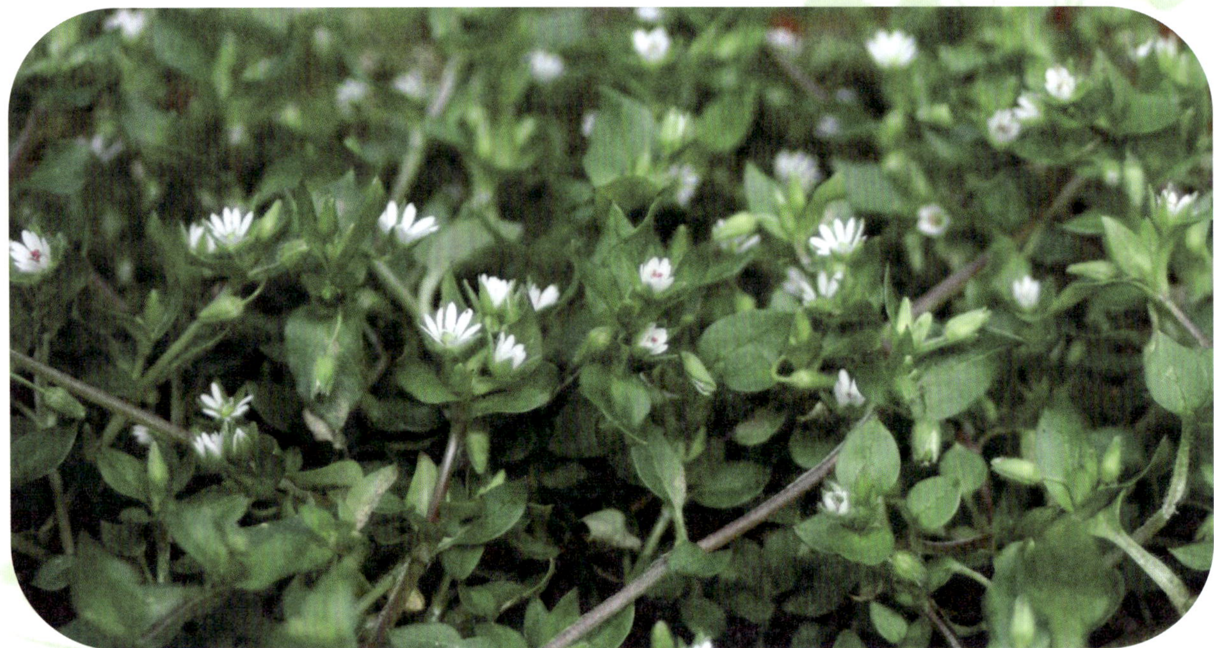

Was ich besonders interessant finde...

Botanisches

- Gehört zu den Nelkengewächsen.
- Fast das ganze Jahr über zu finden – oft in Blumenkübeln, Gärten und Gemüsebeeten.
- Wird im Volksmund auch Hühnerdarm genannt, da sich im Inneren der Stängel sehr stabile „weiße Fäden", also Pflanzenfasern, befinden und das Ganze wie ein Darm aussieht.
- Kann mit Sternmiere verwechselt werden – diese ist ebenfalls essbar.

Geschichtliches

- Hat man früher den Hühnern ins Futter gegeben, damit die Eierschalen stabil werden.
- Erst Sebastian Kneipp nahm die Vogelmiere in den Kreis der segensspendenden Kräuter auf und empfahl es als schleimlösendes Hustenmittel.
- Vogelmiere ist eine verlässliche Wetterprophetin: Wenn sich die Blüten völlig geöffnet haben, wird es die nächsten vier Stunden Sonne geben.
- Man sagt, wenn man an Johanni an allen vier Ecken des Hauses jätet, könne man die Vogelmiere vollständig ausrotten.

Heilkundliches

- Wirkt entzündungshemmend, schleimlösend, entspannend, stärkend, harntreibend, blutreinigend, bindegewebsfestigend.
- Enthält Vitamine (A und C), Mineralien, Zink, Spurenelemente, Flavonoide.
- Zur Unterstützung bei Diät oder Frühjahrskur
- Bei Schuppenflechte, stark juckenden und brennenden Hauterkrankungen, nässenden Ekzemen empfiehlt die Volksheilkunde Vogelmiere, z.B. als Öl, Salbe oder Umschläge.

VORSICHT: zu viel kann Durchfall und Erbrechen auslösen – Vorsicht auch in der Schwangerschaft!

Kulinarisches

- Es wird das ganze Kraut gegessen – Geschmack wie rohe Maiskölbchen.

Unerwartete Hilfe ist wie eine Blume, die wir an einem ungewohnten Ort vorfinden: überraschend und trotzdem - oder gerade deshalb - ungemein beglückend.

Wie ich es anwende...

- Frisches Kraut im Salat, für Dips, Soßen, Suppen, Smoothies, Gemüse, Brot
- Frisches Kraut gehackt und gedünstet, z. B mit Pellkartoffeln.
- Pesto aus Vogelmiere schmeckt sehr lecker- alternativ zusammen mit anderen Wildkräutern zubereiten.
- Vogelmierenöl bei Schuppenflechte, Ekzemen, schlecht heilenden Wunden, als Umschlag, Auflage, Bad, Einreibung, Salbe (siehe Rezept unten Vogelmierenöl)
- Zerquetschtes Kraut oder Absud des getrockneten Krautes bei schlecht heilenden Wunden, Ausschlägen, Geschwüren oder Hämorrhoiden auflegen oder Wickel machen.

Meine Rezepte

Power-Suppe

1,5 l Gemüse- oder Hühnerbrühe
6 Frühlingszwiebeln
1-2 Kartoffeln
1-2 Handvoll Vogelmiere
Stein- oder Meersalz und Pfeffer

Brühe zum Kochen bringen, fein geschnittene Kartoffeln, Frühlingszwiebeln und kleingeschnittene Vogelmiere dazugeben. Ungefähr 10 Minuten köcheln lassen, bis die Kartoffeln und Zwiebeln gar sind. Würzen und mit Rahm abschmecken, ggf. pürieren.

Kartoffel-Vogelmiere-Bratlinge

400 g festkochende Kartoffeln
80-120 g gemischte Wildkräuter wie Vogelmiere, Taubnesselspitzen, junger Giersch – alles fein gehackt
3 Eier verquirlt
50 g geriebener Reibekäse
Salz, Pfeffer
Olivenöl zum Braten
Quark
Meerrettich
Meersalz

Kartoffeln in der Schale im Dampf weich kochen, heiß schälen und zerstampfen. Wildkräuter, Eier und Käse unter die Kartoffeln rühren, mit Salz und Pfeffer abschmecken. Bratlinge formen - entweder per Hand oder mittels eines Ausstechringes. Bratlinge in einer beschichteten Bratpfanne im heißen Olivenöl beidseitig bei mittlerer Hitze einige Minuten knusprig braten – heiß oder auch kalt genießen! Dip zubereiten aus Quark, frisch geriebenem Meerrettich und Meersalz – zu den Bratlingen reichen.

Wildkräuter-Spätzle

250 g Dinkelmehl Type 605
250 ml Milch
1-2 EL Olivenöl
2 Eier, Salz
frisch geriebene Muskatnuss
200 g gemischte Wildkräuter wie Melde, Vogelmiere, Brennnessel, Giersch, Beinwell, Franzosenkraut

Wildkräuter gründlich waschen, im Dampf 3 Minuten blanchieren, abtropfen lassen, fein hacken. Mehl, Milch, Olivenöl und die Eier zu einem Teig verrühren, mit Salz und Muskatnuss würzen. 15-20 Minuten quellen lassen, Wildkräuter unterrühren. In einem großen Kochtopf reichlich Salzwasser erhitzen. Teig portionsweise im Spätzlehobel durchreiben, dann unter kaltem Wasser abschrecken. Ggf. Zwiebelringe in Mehl wenden und im Öl herausbacken, dazugeben. Wildkräuterspätzle dann in einer beschichteten Bratpfanne in Butter schwenken. Anrichten und mit Zwiebeln garnieren.

Vogelmieren-Öl

1 Handvoll Vogelmiere (besser nicht waschen)
kalt gepresstes Olivenöl

Wird in der Volksheilkunde bei Hautproblemen wie Schuppenflechte, Ekzemen und juckenden Hautausschlägen verwendet.

Dazu nimmt man eine Handvoll gewaschene und gut trocken getupfte Vogelmiere (besser gar nicht waschen), zerkleinert sie stark und gibt sie in eine weithalsige Flasche. Mit kalt gepresstem Olivenöl aufgießen, sodass alles bedeckt ist, ca. 2 Wochen stehen lassen (wichtig: täglich schütteln!) dann abseihen und in Flaschen abfüllen. Die Haut damit mehrmals einreiben, ggf. einen Umschlag damit machen. Man kann auch aus dem Öl eine Salbe herstellen (siehe Grundrezepte S. 40).

Spitzwegerich

plantago lanceolata

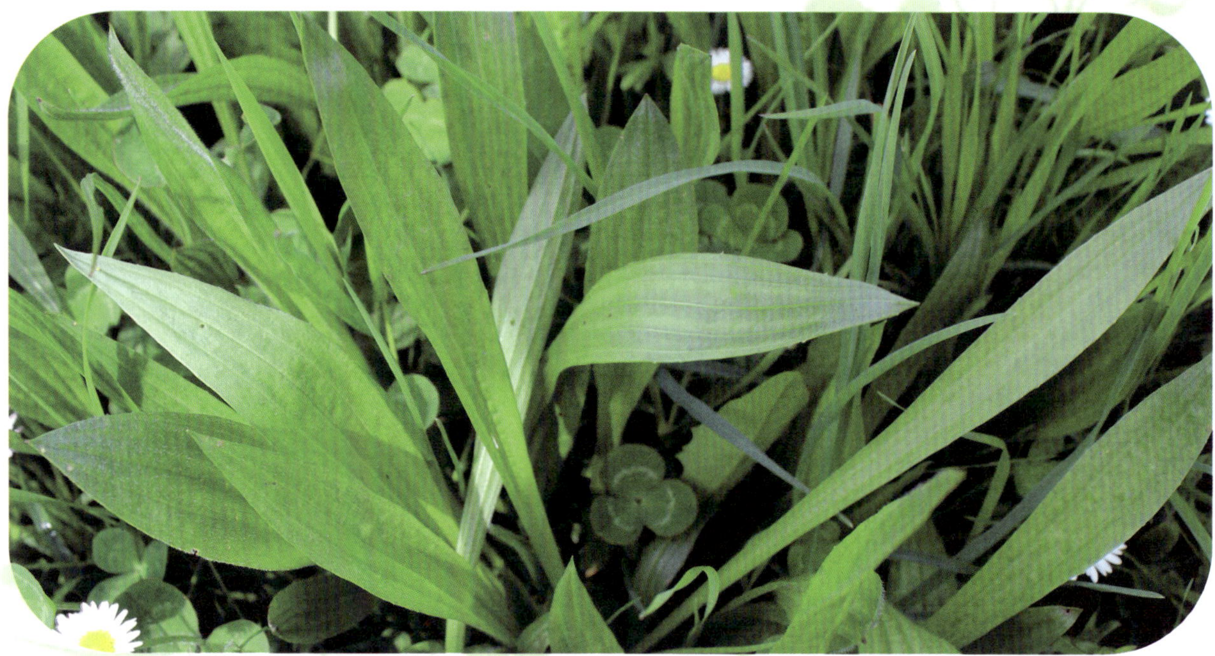

Was ich besonders interessant finde...

Botanisches

- Bei uns heimisch sind: Spitzwegerich, Breitwegerich und mittlerer Wegerich.
- Gehört zur Familie der Wegerichgewächse.
- Alle Arten haben fünf Blattnerven aber unterschiedliche Blattformen und Blütenstände.
- Spitzwegerich wächst nie im Wald – mittlerer Wegerich ist nicht so verbreitet wie Spitz- und Breitwegerich.

Geschichtliches

- Uralte germanische Heilpflanze: Symbol der Fruchtbarkeit, gegen Liebeskummer sollte man fünf Tage lang Spitzwegerichtee trinken.
- Fruchtstand des Breitwegerichs nannte man früher „Müsliriegel des Bauern“ – Samen schmeckt nussig und kann auch getrocknet in Müsli, Backwaren etc. gegeben werden. Das ist unser heimischer wilder Flohsamen.
- Indianer nennen Spitzwegerich „Fußsohle des weißen Mannes“, da die Verbreitung durch Schuhe und Wagenräder erfolgte.
- Aus den Stängeln mit Fruchtständen lassen sich tolle Wurfgeschosse basteln – wer schießt am weitesten?

Heilkundliches

- Erste-Hilfe-Pflanze bei Insektenstichen und kleinen Verletzungen (Wiesenpflaster) – hierfür können alle Wegerich-Arten verwendet werden gegen Husten jedoch NUR den Spitzwegerich verwenden.
- Blatt muss gerieben und bearbeitet werden, bis Saft austritt, dann damit die Wunde behandeln.
- Enthält viel Kieselsäure, Gerbstoffe, Saponine, Schleimstoffe, Bitterstoffe u.a. Inhaltsstoffe.
- Wirkt gewebefestigend, entzündungshemmend, steigert die Abwehrkräfte, hustenlindernd.
- Tee gegen Husten am besten kalt ansetzen (siehe Grundrezepte S. 40), da die enthaltenen Schleimstoffe sonst durch die Hitze weitgehend zerstört werden.

Kulinarisches

- Blätter und Fruchtstände sind essbar und vielseitig in der Küche verwendbar.

Wie Heilkräuter, die behutsam auf eine Wunde gelegt werden und dort ihre kurierende Wirkung entfalten, so wohl tut das Blümlein der Nachsicht.

Wie ich es anwende...

- Junge Blätter als Salatbeigabe, für Dips, Kräuterbutter, Kräuterquark, Pestos, Smoothies, Brötchen, Suppen, Frischpflanzensaft
- Frische Blätter in Pfannkuchenteig ausbacken, als „Roulade“ verwenden für Frischkäse/Käse.
- Husten-Honig – frische Blätter klein schneiden und 4 Wochen in Honig einlegen, abseihen und löffelweise einnehmen oder zum Süßen verwenden – alternativ Sirup gegen Husten (Rezept siehe unten).
- Frische Blätter zerrieben als Erste-Hilfe-Mittel bei Insektenstichen und kleinen Schnittwunden
- Fruchtstände (vor der Blüte) für Suppen, Soßen etc. verwenden – haben einen dezenten Geschmack von Champignons – Cremesuppe damit herstellen, schmeckt sehr fein!
- Frische oder getrocknete Blätter für Tinktur – siehe Rezept untenstehend
- Frische oder getrocknete Blätter für Spitzwegerichöl (ggf. Salbe – siehe Grundrezepte S. 40)
- Husten-Tee als Kaltauszug (siehe Grundrezepte S. 40)
- Wegerichsamen als abführendes Mittel
- Breitwegerich-Urtinktur (plantago major) bis D3; 5-10 Tropfen mehrmals bei Zahnschmerzen, Neuralgien, Bettnässen

Meine Rezepte

Erdkammer-Sirup

500 g Honig
2 Handvoll Blätter vom Spitzwegerich

Der Sirup hilft bei Husten, schmeckt aber auch toll aufgegossen mit Sekt. Überraschen Sie Ihre Gäste.

Spitzwegerich waschen, trocken schleudern und quer zu den Blattnerven in Streifen schneiden. Spitzwegerich und Honig im Wechsel in einem Gefäß schichten. Mit Spitzwegerich beginnen, mit Honig enden und darauf achten, dass die oberste Schicht vom Spitzwegerich vollständig mit Honig bedeckt ist. Das Gefäß verschlossen (am besten in eine Plastiktüte geben) und mindestens 50 cm tief im Erdreich eingraben. 8-10 Wochen ruhen lassen. Ausgraben, durch ein Sieb gießen und in dunkle Flaschen abfüllen.

Spitzwegerich-Tinktur gegen Insektenstiche

Spitzwegerichblätter
mind. 38%iger Korn

Spitzwegerichblätter klein schneiden und ein Glas zu 1/3 damit befüllen, mit Korn aufgießen und abgedeckt 14 Tage stehen lassen; täglich einmal schütteln. Danach abseihen und die Tinktur in kleine Fläschchen oder Roll-ons füllen. Gegen Insektenstiche und kleine Wunden einsetzen, ideal zum Mitnehmen in den Urlaub oder ins Schwimmbad.

Spitzwegerich-Hustenbonbons

50 g frische oder
25 g getrocknete Spitzwegerichblätter
1 gestr. TL Fenchelsaat
250 ml Wasser
400 g Zucker
25 g Butter

Spitzwegerichblätter fein schneiden, Fenchel im Mörser anstoßen. Kräuter mit dem Wasser mischen und aufkochen. Bei milder Hitze unter ständigem Rühren ca. 30 Minuten simmern lassen, dann abseihen. Zucker und Butter in den Sud rühren und zu einer zähflüssigen Masse einkochen. Von der Masse kleine Portionen mit dem Löffel auf ein mit Backpapier ausgelegtes Blech tropfen. Kurz warten und dann Bonbons formen (kugeln), dann in Puderzucker wälzen, damit sie nicht kleben. Vorsicht sehr heiß!

Mein besonderer Tipp

Bei Prellungen, kleinen Wunden, Abschürfungen, Schnittwunden etc. einfach ein Spitzwegerichblatt nehmen, etwas anquetschen und auf die Wunde legen – hat leicht antibiotische Wirkung, nimmt den Schmerz und den Juckreiz, wirkt abschwellend und entzündungshemmend.

Brennnessel

Urtica dioica, urtica urens

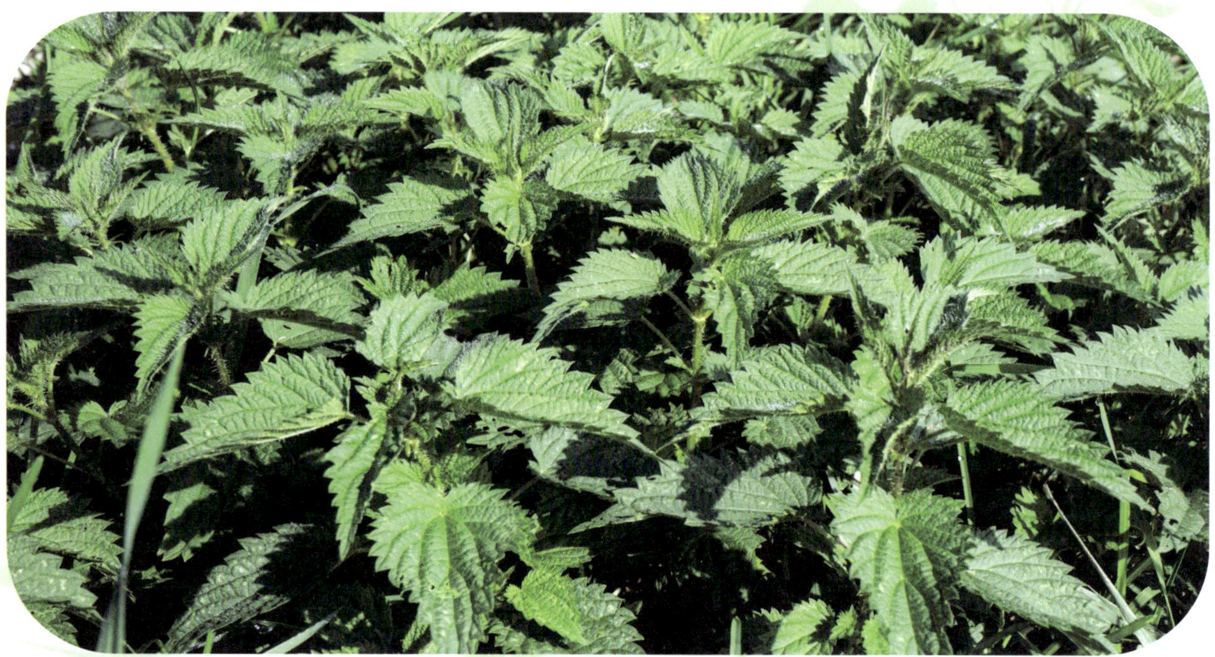

Was ich besonders interessant finde...

Botanisches

- Es gibt bei uns die große (verbreiteter) und die kleine (brennt stärker) Brennnessel.
- Man verwendet Blätter, Samen, Wurzeln, Fasern.
- Wichtige Schmetterlingspflanze! Viele Raupen leben an und von der Brennnessel.
- Jauche aus Brennnesseln stärkt Pflanzen und macht sie widerstandsfähiger.
- Kann verwechselt werden mit Knoblauchrauke oder Taubnessel.

Geschichtliches

- Brennnessel wurde früher als Aphrodisiakum, als Orakelpflanze, als Kultspeise verwendet.
- Aufgrund der anregenden Wirkung war der Anbau in Männerklöstern verboten!
- Aus Brennnesseln wurde Nesselstoff hergestellt.
- Brennnesseln waren dem Wettergott Donar geweiht – man legte daher Brennnesseln aus, um sich vor Blitzschlag zu schützen.
- Hühnern mischte man dem Futter Brennnesselsamen bei, damit sie gut legen.
- Für Hippokrates war sie die wichtigste Pflanze zur Blutreinigung – das trifft bis heute zu.

Heilkundliches

- Wirkt blutbildend, anregend, stärkend, durchfallhemmend, blutdrucksenkend, wassertreibend, blutreinigend, cholesterinsenkend u.v.m.
- Enthält wertvolle Mineralien, Vitamine und Spurenelemente wie Kieselsäure, Ameisensäure, Magnesium, Eisen, Vitamin B, Natrium, Kalium.
- Hildegard v. Bingen empfahl die Brennnessel gegen ungewollte Vergesslichkeit (Öl zum Einreiben ansetzen).

VORSICHT: bei Nierenleiden und Herzleiden aufgrund ihrer stark anregenden und wassertreibenden Wirkung!

Kulinarisches

- Blätter, Wurzeln und Samen sind sehr nahrhaft und vielseitig einsetzbar.
- Erste Triebe für die Frühjahrskur
- Brennt nicht beim Essen, wenn man sie vorher heiß wäscht oder plättet.

Die Natur ist die Quelle allen wahren Wissens.

Wie ich es anwende...

- Frische Blätter in Suppen, Dips, Smoothies, als Wildgemüse, Spinat, Kräuterbutter
- Frische Blätter als „grüne Chips“ in dünnem Pfannkuchenteig ausbacken und leicht salzen.
- Samen als Nahrungsergänzungsmittel tgl. 1 TL morgens in Müsli, Joghurt (im Herbst sammeln) auch über Suppen, Gemüse, Müsli usw. streuen; 1-2 TL am Tag stärkt den Organismus.
- Tee aus frischen oder getrockneten Brennnesseln zur Entschlackung, Entgiftung - auch zur Blutreinigung und bei Erschöpfungszuständen
- Tee-Kompressen bei Unterleibsbeschwerden. Dafür ein Tuch in Tee-Absud tauchen und auf den Unterleib legen.
- Frühjahrs-Tee-Kur mit frischen oder getrockneten Brennnesseln ggf. zusammen mit Löwenzahn (max. 6 Wochen)
- Gedächtnisöl (siehe Rezept unten) und Pralinen mit Brennnesselsamen (siehe Rezept unten)

Meine Rezepte

Brennnessel-Pralinen

200 g Marzipan
2 EL Brennnesselsamen
1 EL Mohnsamen
1 EL Kornelkirschlikör oder -sirup
alternativ Sirup von Schlehe oder einer anderen Frucht, z.B. Kirsche
etwas Puderzucker, dunkle Kuvertüre

Marzipan mit den anderen Zutaten – außer Kuvertüre – verkneten. Puderzucker sorgt dafür, dass die Masse nicht so klebt und leichter zu kneten ist. Aus der Masse dann Kugeln formen und in die im Wasserbad erwärmte Kuvertüre tauchen. Auf einer Alufolie abkühlen lassen und in Pralinenförmchen geben.

Knabberstangen

Blätterteig (ca. 450 g)
Samen von Brennnessel, Sesam, Mohn, Knoblauchrauke
etwas Salzwasser
Mehl
Backpapier

Blätterteig auf bemehlten Untergrund legen. Die Oberseite mit Salzwasser bestreichen und nach Belieben die Samen darauf verteilen – leicht andrücken und in ca. 1 cm breite Streifen schneiden. Die Streifen in sich 3-5 mal verdrehen und auf ein Backblech mit Backpapier legen. Nach Packungsanleitung backen.

Brennnesselsamen-Paste

Brennnesselsamen
Tomaten und Zwiebeln zu gleichen Teilen
Olivenöl
Balsamico-Essig
Blüten von Hibiskus, Eibisch, Malve, Kapuzinerkresse, Nachtkerze
ggf. kleine Cocktail-Tomaten zum Befüllen

Brennnesselsamen in einem Topf anrösten, bis sie anfangen zu springen. Dann mit Olivenöl angießen und kross braten. Fein gehackte Zwiebeln zugeben und kurz mitbraten. Die klein geschnittenen Tomaten und Balsamico-Essig zugeben und so lange rühren, bis die Masse eine homogene Konsistenz bekommt. Mit Salz abschmecken. Die Paste in die Blüten füllen und servieren.

Brennnessel-Gedächtnisöl

Brennnessel-Blätter
Olivenöl
kleines Schraubglas

Das Schraubglas zu 1/3 mit Brennnessel-Blättern befüllen, mit Olivenöl übergießen und den Ansatz ca. 6 Wochen im Schatten bei Zimmertemperatur stehen lassen, täglich schütteln! Den Ansatz abseihen und das Öl in kleine, dunkle Glasflaschen füllen. Das Öl reibt man am besten 2 x tgl. auf Schläfen und Thymusdrüse ein. Es verbessert die Konzentration und Denkfähigkeit. Hildegard von Bingen empfiehlt es gegen „ungewollte Vergesslichkeit“. Auch eine gute Idee für Kinder, um sich vor einer Prüfung damit die Schläfen einzureiben!

Mein besonderer Tipp

Im Frühjahr sind die Blätter noch sehr zart und müssen daher nur ganz kurz gegart werden. Im Herbst dagegen müssen sie länger gegart werden, damit sie weich und genießbar sind.

GUNDERMANN (GUNDELREBE)

glechoma hederacea

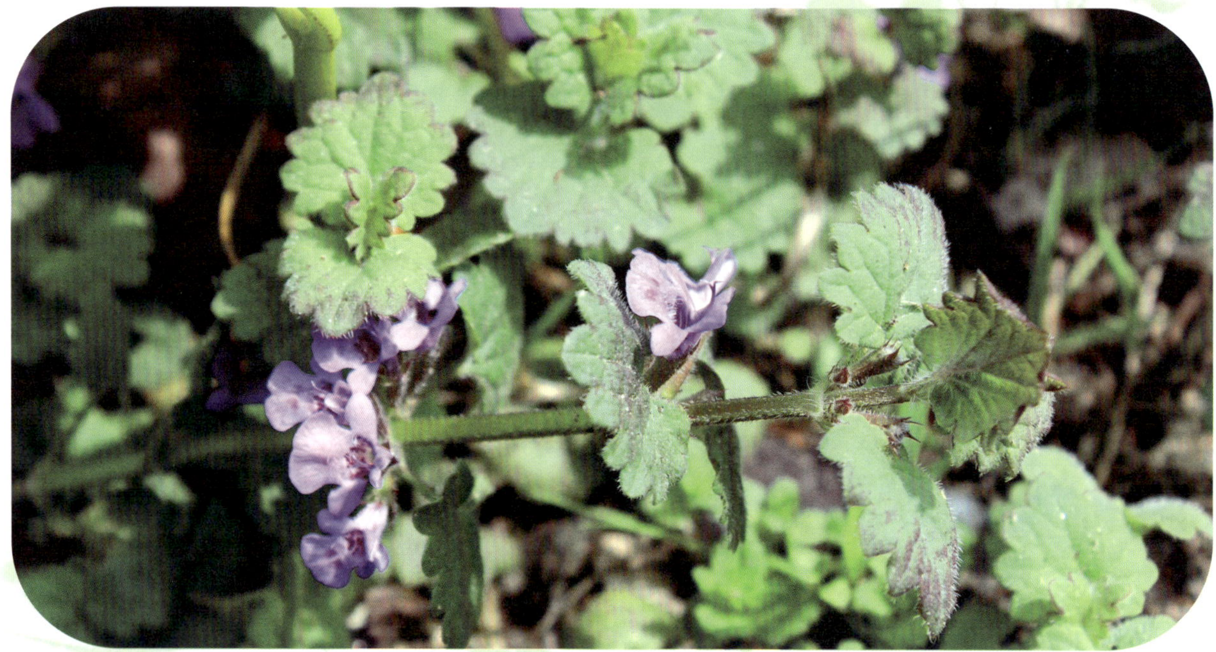

Was ich besonders interessant finde...

Botanisches

- Der Gundermann ist fast das ganze Jahr über zu finden – man nennt ihn auch Erdefeu.
- Kann mit kriechendem Günsel, Knoblauchrauke oder jungen Taubnesseln verwechselt werden – sind aber alle nicht giftig.
- Gehört zur Familie der Lippenblütler.
- Kann auch als Hängepflanze in Kübeln oder Ampeln gepflanzt werden.
- Oft im Rasen zu finden – blüht nur im Frühling blau.
- Wo Tagetes wächst, wächst kein Gundermann mehr – die beiden vertragen sich nicht.

Geschichtliches

- Das Wort „Gund" kommt vom althochdeutschen Wort für Eiter, deshalb wird er auch Eiterkraut genannt.
- Gilt als alte germanische Zauberpflanze. Wenn man an Johanni ein Kränzlein davon aufsetzt, würde man echte Hexen sehen können.
- Man rieb die Milchkannen damit aus, so sollte die Milch nicht sauer werden.
- Berufsstände, die mit Blei zu tun hatten, z.B. Maler, nahmen das Kraut zur Entgiftung.

Heilkundliches

- Der Gundermann gilt als „Stein-Umwickler", er soll Gallensteine und Nierensteine lösen können.
- Wirkt schleimlösend, steinlösend, harnsäureauflösend, entgiftend und ist lungenwirksam.
- Gilt als das Eiterkraut in der Volksheilkunde, also bei allen eitrigen Erkrankungen im und am Körper, reinigt von Umweltgiften.
- Saft ins Ohr geträufelt soll Ohrensausen heilen und das Gehör verbessern.
- Kraut für alles, was nicht gehen will – sich nicht bewegen will.

Kulinarisches

- Gundermann ist ein GEWÜRZKRAUT – KEIN Salatkraut, d.h. man verwendet es eher sparsam.
- Geschmack erinnert an Minze/Salbei.
- Blüten und Blätter sind essbar.

Die prachtvollsten Blumen blühen oft im Verborgenen.

Wie ich es anwende...

- Frische Blätter als Würze für Suppen, Dips, Soßen, Gemüse, Salate, Blüten zur Dekoration
- Schokolierte Blätter als „Wiesen-After-Eight" (siehe Rezept unten)
- Gundermannsalz ist sehr intensiv würzig und für vielerlei in der Küche zu verwenden.
- Vollbad zur Nervenstärkung – unterstützt empfindliche und verletzte Haut.
- Gesichtswasser zur Klärung der Haut und Entfernung von Unreinheiten (siehe Rezept unten)
- Tee trinken – aus frischem oder getrocknetem Kraut – hilfreich bei eitrigen Wunden und Entzündungen im und am Körper.
- Gundermannöl (siehe Rezept unten) – ggf. eine Salbe herstellen (siehe Grundrezepte S. 40)
- Tinktur aus frischem oder getrocknetem Kraut zur Unterstützung des Stoffwechsels (siehe Grundrezepte S. 40)
- Bei Hautproblemen Umschläge machen, Bäder nehmen und Tee trinken, denn viele Hautprobleme hängen mit dem Darm zusammen.

Meine Rezepte

Gundermann-Öl (bei Wunden)

Gundermannblätter
Olivenöl

Ein Schraubglas zu 1/3 mit frischem, mit Nudelholz angequetschtem Gundermann füllen – nicht waschen. Mit kalt gepresstem Öl übergießen, bis das Glas gefüllt ist und hell in die Sonne stellen, täglich schütteln. Nach 4 Wochen abseihen und abfüllen – Wundöl bei Brandwunden oder geschädigter Haut – verwenden als Umschlag, für Einreibungen oder zur Herstellung von Salben.

Kräuter-Kuss-Drink

Saft von 2 Orangen
Saft von 1 Zitrone
1 Apfel klein geschnitten
1 Kiwi, geschält und in Stücke geschnitten
2 Handvoll Kräuter, z.B. von Gundermann, Sauerampfer, Löwenzahn

Kräuter waschen und trocken tupfen, klein schneiden. Dann alle Zutaten im Mixer fein pürieren, mit Honig abschmecken. Ggf. Eiswürfel zugeben und im Glas servieren. Mit einer Scheibe Kiwi und Minze garnieren und genießen.

Schokolierte Gundermannblättchen – Wiesen-After-Eight

40 Gundermannblätter mit Stiel
100 g Zartbitterkuvertüre

Die Gundermannblätter waschen und sehr gut trocken tupfen. Die Kuvertüre im Wasserbad schmelzen. Die Gundermannblätter mit dem Stiel in die Schokolade tauchen und auf einer Alufolie zum Trocknen auslegen – ggf. ins Eisfach legen. Die Blätter können pur genascht oder als Deko für Süßspeisen verwendet werden.

Gundermann-Gesichtswasser

1 Handvoll Gundermannblätter
½ Liter Wasser

Gundermannblätter mit kochendem Wasser überbrühen, kurz aufkochen, abkühlen lassen und dann abseihen. Dieses Gesichtswasser hält sich nur ein paar Tage, es klärt die Haut und entfernt Hautun-

Mein besonderer Tipp

Am besten bis Mai sammeln, danach sind die Blätter eher ledrig und sehr geschmacksintensiv!

Taubnessel

lamium album

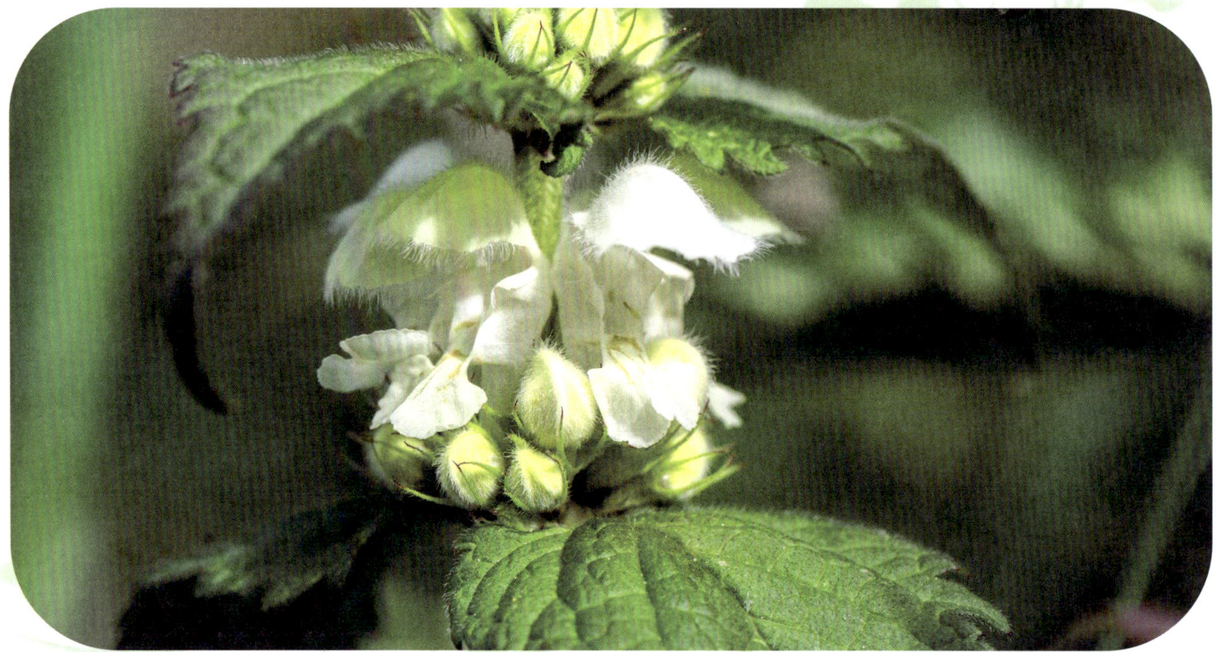

Was ich besonders interessant finde...

Botanisches

- Es gibt die rote, die weiße, die purpurne Taubnessel und die Goldnessel (gelb).
- Mag nährstoffreiche Böden.
- Wird auch falsche oder blinde Brennnessel genannt.
- Gehört zur Familie der Lippenblütler – blüht von April bis September.
- Ein Stock bildet im Jahr ca. 300 Samen, der auch von Ameisen verteilt wird.
- Kann mit Brennnessel verwechselt werden – brennt aber nicht.

Geschichtliches

- Gegen Gefahren aller Art sollte man die Taubnessel zu Maria oder Christi Himmelfahrt ausgraben, in Wasser und dann in Wein waschen und überallhin mitnehmen – es wird einem kein Leid geschehen – besagt eine alte Weisheit.
- Sebastian Kneipp verwendete Ohrendämpfe mit Taubnesseln gegen Mittelohrentzündung.

Heilkundliches

- Wirkt schleimlösend, schmerzlindernd, krampflösend, entzündungshemmend, blutreinigend, belebend, verdauungsfördernd und harntreibend.
- Die Taubnessel gilt als Frauenkraut und wird bei mancherlei „Frauenleiden“ eingesetzt wie Menstruationsstörungen, Wechseljahrbeschwerden, Unterleibsschmerzen.
- Angeblich besitzt die weiße Taubnessel die größte Heilkraft.
- Taubnesseltee soll eine gute Einschlafhilfe sein.

Kulinarisches

- Die Blüten werden gerne „ausgezuzelt“, weil darin viel Nektar steckt und sie süßlich schmecken.
- Gepulverte Blüten als Küchengewürz für Gemüse, Suppen, Geflügel verwenden.

-Glück ist jeder neue Morgen
-Glück ist bunte Blütenpracht
-Glück sind Tage ohne Sorgen
-Glück ist, wenn man
fröhlich lacht.

Wie ich es anwende...

- Junge Blätter bzw. Triebspitzen blanchiert als Spinatersatz, Triebzweige in Wildkräutersalaten
- Frische Blüten in Apfelwein 10 Tage ansetzen, tgl. schütteln und dann tagsüber schluckweise von dem Wein, z.B. bei Unterleibsbeschwerden, trinken.
- Frische Blüten ausbacken oder getrocknete Blüten pulverisiert als Gewürz verwenden.
- Tee aus frischem oder getrocknetem Kraut bei Weißfluss, Regelstörungen, bei Blasenlähmung, Einschlafproblemen, ggf. mit Schafgarbe 1:1 mischen, 2-3 Tassen täglich für max. 6 Wochen trinken.
- Frisches oder getrocknetes Kraut für ein Handbad: Starken Absud herstellen und ins Wasser geben, z.B. bei Nagelbetteiterung.
- Sitzbäder mit frischem oder getrocknetem Kraut: Am besten einen starken Absud herstellen und ins Badewasser geben, bei Blasenbeschwerden, Periodenschmerzen, Weißfluss.
- Taubnessel-Tinktur zum Einnehmen bei Harnwegsinfekten (siehe Rezept unten)

Meine Rezepte

Taubnessel Tinktur

2-3 Handvoll gezupfte Taubnesselblüten
70% Alkohol

Taubnesselblüten mit 70%igem Alkohol übergießen, 14 Tage ausziehen lassen u. filtern. 2-3 mal tgl. 15-20 Tropfen einnehmen.

Gebackene Taubnesseln

Taubnesselstiele mit
Blättern und Blüten
dünner Pfannkuchenteig

Taubnesselstiele mitsamt Blättern und Blüten waschen und trocken tupfen. Taubnessel am Stiel durch einen dünnen Backteig ziehen. Dabei hält man die einzelnen Stiele am Ende fest, taucht kurz ein und lässt sie dann etwas abtropfen. Sofort in heißes Fett geben und von beiden Seiten herausbacken, ggf. mit einer Kräutermayonnaise (salzig) oder Kompott (süß) servieren.

Taubnessel-Sirup

3 Handvoll Blüten der weißen Taubnessel
1 Liter Wasser
1 kg Zucker
20 g Zitronensäure

Blüten in ein großes Gefäß aus Porzellan, Keramik oder Glas geben. Wasser abkochen und über die Blüten gießen. 24 Stunden stehen lassen, abgießen. Auf 1 Liter Flüssigkeit, ggf. noch etwas Wasser aufgießen, 1 kg Zucker und die Zitronensäure dazugeben, rühren, bis sich alles aufgelöst hat. Die Flüssigkeit kurz aufkochen, in vorbereitete, ausgekochte Flaschen abfüllen. Sirup kann auch in Verbindung mit anderen Pflanzen wie Zitronenmelisse, Rose oder Zitronenverbene angesetzt werden. Der Sirup kann mit frischen Blüten gemacht werden oder im Winter mit getrockneten Blüten! Zu verwenden ist der Sirup als Süßungsmittel in Tees, Desserts etc. oder aufgegossen mit Sekt, als Süße für Salatsoßen, Dips etc.

Tee-Zubereitung aus Blüten (bei Frauenleiden)

2 TL frische oder getrocknete Blüten
¼ Liter kaltes Wasser

Blüten mit dem kaltem Wasser angießen, bis zum Sieden erhitzen und 5 Minuten ziehen lassen. 3-mal tgl. 1 Tasse über ca. 14 Tage trinken.

Mein besonderer Tipp

Gepulverte (getrocknete und gemörserte) Blüten sind ein tolles Küchengewürz für Gemüsespeisen, Suppen oder Geflügelspeisen. Um stets frische Blüten zur Dekoration zu haben, stellt man am besten die ganzen Stängel ins Wasser - es öffnen sich dann täglich neue Blüten.

Schafgarbe

Achillea millefolium

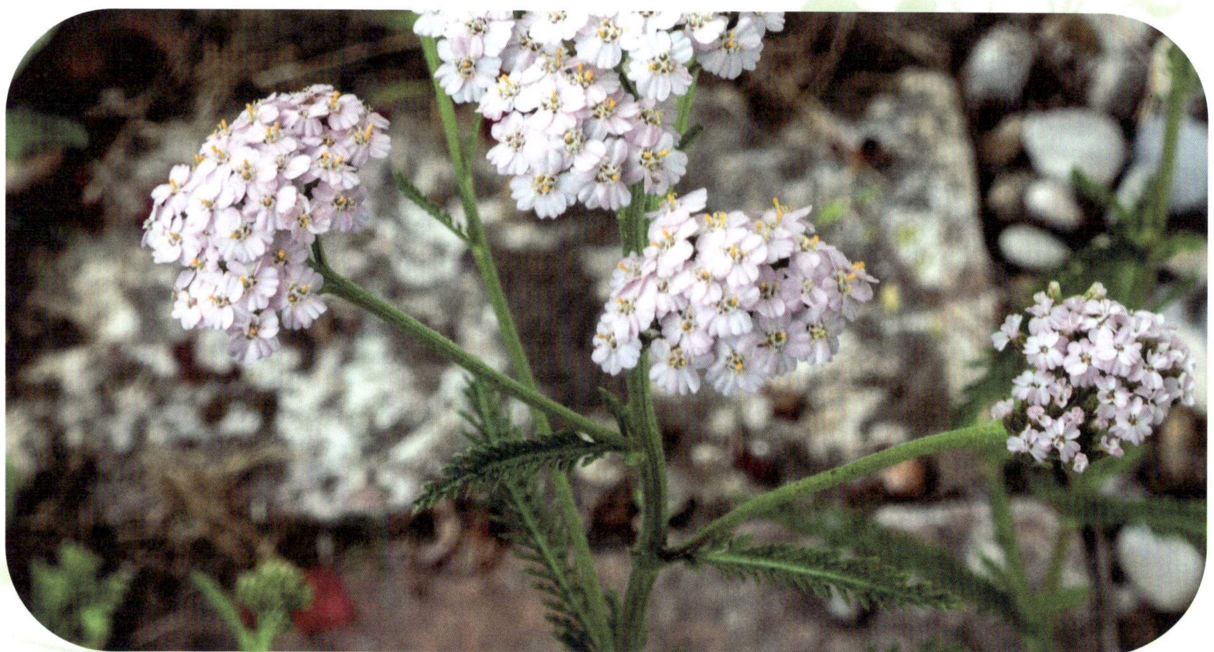

Was ich besonders interessant finde...

Botanisches

- Gehört zur Familie der Korbblütler, ist mehrjährig, blüht von Juni bis Oktober.
- Sie ist nur dann heilsam, wenn sie dort wachsen kann, wo sie wachsen will.
- Junge Blätter können mit Wiesenkerbel, Wiesenkümmel etc. verwechselt werden.
- Verwendet werden Kraut und Blüten.

VORSICHT: Verwechslung in der Blüte evtl. mit Doldenblütlern! Hier gibt es sehr giftige Arten! Aufpassen sollten auch Korbblütler-Allergiker.

Geschichtliches

- Wichtiger Bestandteil des Kräuterbuschens zu Maria Himmelfahrt (Schutz vor Zauber)
- Lat. Name achillea kommt von der Legende, dass Achilles mit dem Kraut den König Telephus von seinen Wunden geheilt haben soll.
- Die Schafgarbe diente auch als Bierwürze und Färberpflanze.

Die Liebe des Menschen beginnt mit der Natur.

Heilkundliches

- Gilt als Allheilmittel – vergleichbar mit Kamille, wird auch das „Heil aller Welt“, Soldatenkraut, Bauchwehkraut genannt. Wichtiges Wund- und Heilkraut!
- Wirkt entzündungshemmend, anregend, antiseptisch, krampflösend, harntreibend, blähungswidrig, verdauungsfördernd, menstruationsregulierend.
- Enthält Gerbstoffe, Flavonoide, Bitterstoffe, Cumarin, ätherisches Öl.
- Macht klare und schöne Haut bei Akne.
- Wirksames Hämorrhoiden-Heilmittel als Salbe, Umschlag und Bad
- Wirksam bei frischen und alten Narben
- Entstört Narben.
- Gilt als Frauenkraut schlechthin – sollte in keiner Kräutertee-Mischung für die Frau fehlen.
- Alternativ zu Tee kann ein Pulver hergestellt werden, das gut mitgenommen werden kann.

Kulinarisches

- Im Frühjahr frische Blätter, im Sommer Blüten in der Küche verwenden – haben intensives, würziges Aroma.

Wie ich es anwende...

- Frische Blätter in Salate, Dips, Soßen, Kräuterbutter u. -quark, Smoothies, Suppen
- Schafgarbenbutter herstellen mit angestoßenen Blüten und Olivenöl sowie Gewürzen.
- Tee von frischen oder getrockneten Blüten bei Wunden, Frostbeulen, Gicht, Rheuma
- Schafgarben-Sirup aus frischen Blüten zum Süßen von Tee und anderen Getränken etc.
- Schafgarbensalbe bei Wunden, Hämorrhoiden und Narben (siehe Rezept Schafgarbenöl unten)
- Tinktur aus frischen oder getrockneten Blüten bei Menstruationsbeschwerden, Rheuma, Blasenschwäche
- Gesichts-Dampfbäder mit frischem oder getrocknetem Kraut, bzw. Blüten bei unreiner Haut und Akne
- Pflanzenbrühe aus gesamtem frischem Kraut als Dünger - macht Pflanzen widerstandsfähiger und lässt sie intensiver duften.
- Schafgarbenpulver aus getrockneten, gemörserten Blüten einnehmen – fördert die Wundheilung.
- Schafgarbenkraut zum Räuchern soll Leichtigkeit und Weisheit fördern.

Meine Rezepte

Schafgarbenbad bei Schuppenflechte und Hautproblemen

1 Handvoll Schafgarbenkraut
1 Liter kochendes Wasser

Schafgarbenkraut ca. 15 Minuten in kochendem Wasser ausziehen lassen und dem Bad zufügen. Sollte etwa zweimal wöchentlich gemacht werden – ausgelaugte Kräuter ggf. zum Abschrubbeln des Körpers separat hernehmen.

Wildkräuter-Käseschnitte

6 dunkle Baguettescheiben oder Schwarzbrot
trockener Weißwein
100 g Roquefort
100 g Gorgonzola
2 EL Olivenöl
50 g gemischte Würzkräuter wie junge Blätter von Schafgarben, Dost, Thymian, Gundelreben
2-3 Bärlauchblätter
4-5 Knoblauchraukeblätter
Pfeffer

Backofen auf 250°C vorheizen. Kräuter grob hacken. Roquefort und Gorgonzola mit der Gabel zerdrücken, mit Olivenöl und Kräutern zu einer Paste verrühren, mit Pfeffer abschmecken. Brotscheiben auf ein Backblech legen, mit Weißwein beträufeln, Wildkräuterpaste darauf verteilen. Das Backblech in der oberen Hälfte in den Ofen schieben. Wildkräuter-Käseschnitten bei 250°C einige Minuten backen, bis der Käse zerläuft, heiß servieren. Alternativ kann auch Bergkäse verwendet werden.

Schafgarbenöl

für Umschläge und Einreibungen oder als Salbengrundlage
Olivenöl oder Sonnenblumenöl

Schafgarbenblüten
Weithalsige Flasche oder Glas

Glas oder Flasche zu 1/3 mit frischen Schafgarbenblüten füllen, mit dem Öl übergießen, sodass alle Blüten bedeckt sind und das Glas/Gefäß vollständig gefüllt ist. Das Auszugsöl für 5-6 Wochen bei Zimmertemperatur lagern und täglich schütteln, um Schimmelbildung zu vermeiden. Abseihen und in dunkle, sterilisierte Flaschen füllen. Mit dem Öl kann eine Wund- und Heilsalbe hergestellt werden – siehe hierzu Grundrezepte S. 40.

Schafgarben-Essenz

für Umschläge, Einreibungen, Bäder, Wickel etc.

Schafgarbenkraut
Doppelkorn oder Wodka mind. 38 %

Schafgarbenkraut in ein Gefäß geben bis es zu einem Drittel gefüllt ist. Dann mit Alkohol vollständig aufgießen und bei Zimmertemperatur ca. 2 Wochen ausziehen lassen, abseihen und in Fläschchen abfüllen. Die Essenz ist geeignet für Einreibungen und Bäder, z.B. bei Nagelbettentzündungen.

Johanniskraut

hypericum perforatum

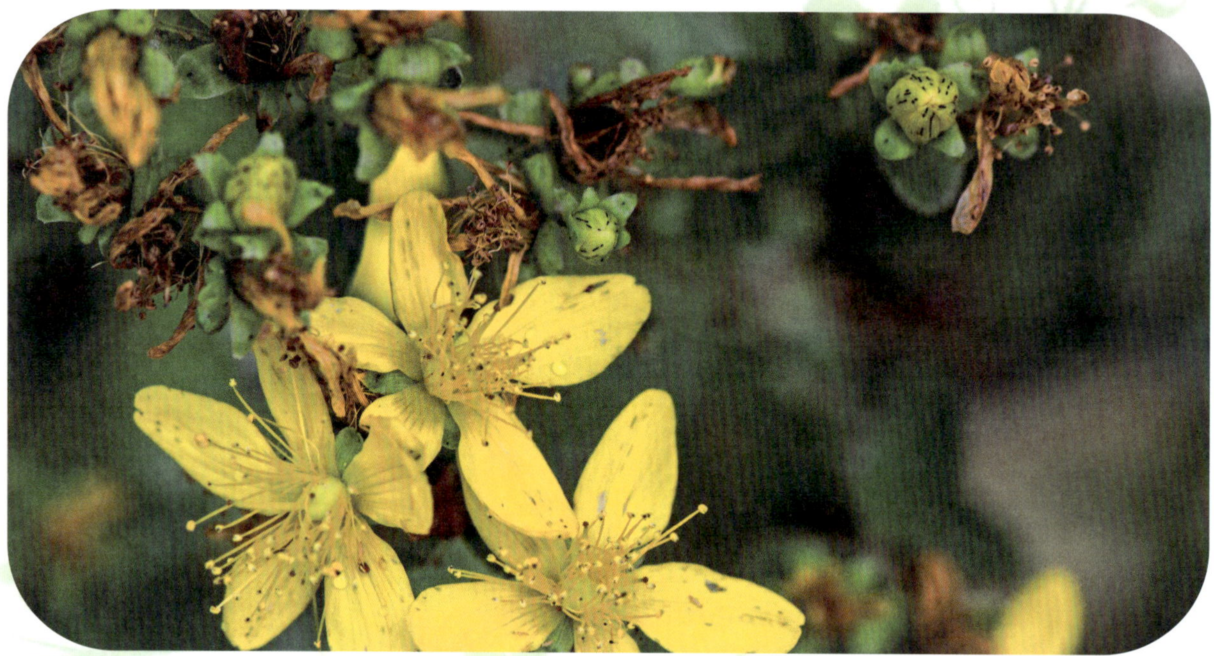

Was ich besonders interessant finde...

Botanisches

- Man erkennt das echte Johanniskraut am roten Farbstoff, das Hypericin, das austritt, wenn man eine Knospe oder Blüte zwischen den Fingern reibt.
- Gehört zu den Hartheugewächsen (harte Stängel), wird auch Maria Bettstroh genannt.

VORSICHT: kann bei innerlicher Anwendung zu Hautreizungen und Pigmentstörungen führen.

Geschichtliches

- Viele Legenden und Geschichten ranken sich um das Johanniskraut, z.B. der Teufel hätte auf das Kraut mit vielen tausend Pfeilen geschossen, um es zu vernichten - die Einschüsse würde man heute noch an den Blättern sehen. Bei den „Löchern" handelt es sich um die Öldrüsen – lat. Name Hypericum perforatum, durchlöchert.
- Soll einer weiteren Legende nach aus dem Blut entstanden sein, das Johannes der Täufer bei der Enthauptung vergossen hat.
- War früher ein natürliches Färbemittel, roter Farbstoff in Blüten und Knospen.
- Verwendet werden Kraut, Blüten, Knospen und Samenkapseln.

Heilkundliches

- Gilt als Kraut für alle Beschwerden, bei denen Nerven betroffen sind, physisch wie psychisch.
- Als wundheilende und schmerzlindernde Einreibung, z.B. bei Verbrennungen/Sonnenbrand
- Wirkt beruhigend, entspannend, harmonisierend, entzündungshemmend, stimmungsaufhellend, antiviral.
- Johanniskraut als Tee bei leichten Depressionen und Verstimmungen: Wirkung stellt sich nicht sofort ein – muss mindestens 6 Wochen genommen werden.
- Berühmtes Johanniskrautöl/Rot-Öl – wunderbar zur Massage, sehr tiefenwirksam.

Kulinarisches

- Blüten sind essbar, zur Deko im Salat und in Suppen verwendbar.

Schau dir einen Baum, eine Blume, eine Pflanze an. Lass deinen Geist darauf ruhen. Wie still sie sind, wie tief sie im Sein wurzeln. Lass zu, dass die Natur dir die Stille lehrt.

Wie ich es anwende...

- Frische Blüten als essbare Dekoration auf Suppen, Soßen und Desserts
- Tee aus ganzem Kraut – frisch oder getrocknet – zur Entspannung, Nervenberuhigung, bei depressiven Verstimmungen oder wenn es einfach mal nicht so läuft, wie man es gerne hätte.
- Tinktur aus Blüten und Knospen (siehe Rezept unten) innerlich bei Unruhe, Verstimmungen
- Pulver aus getrockneten Blüten und Knospen (mörsern) bei leichten depressiven Verstimmungen
- Johanniskrautöl (siehe Rezept unten) für Massagen bei Rückenschmerzen, Hexenschuss, Gelenkproblemen, Venenentzündungen, Neuralgien etc., Öl sollte an Johanni angesetzt werden.
- Bäder, aus ganzem Kraut – frisch oder getrocknet, bei Unruhe, Gelenkbeschwerden
- Salbe (siehe Grundrezepte S. 40) bei Hautproblemen, Sonnenbrand und Verbrennungen
- Als Zugabe bei Kosmetika wie Cremes, Massageöle etc.
- Auflagen und Kompressen, Absud getränkt, bei Nervenschmerzen auflegen.

Meine Rezepte

Einfache Johanniskraut-Handcreme

100 ml Olivenöl
20 g Bienenwachs
2 Handvoll Johanniskrautblüten

Olivenöl in einem Gefäß erwärmen und Johanniskrautblüten dazugeben. Abkühlen lassen – die Mischung soll mindestens 24 Stunden stehen – zwischendurch mehrfach umrühren. Danach nochmals kurz erwärmen und abseihen. Den Auszug mit dem Bienenwachs auf ca. 60°C erwärmen, sodass das Bienenwachs schmilzt. Die Creme dann in kleine Dosen abfüllen, auskühlen lassen, verschließen und beschriften.

Johanniskraut-Tinktur

2 TL getrocknetes Johanniskraut
100 ml Kornschnaps
1 weithalsige Flasche

Johanniskraut in die Flasche geben, mit Korn aufgießen und ca. 10 Tage stehen lassen, dann abfiltern. 1 TL nach den Mahlzeiten ist verdauungsfördernd und hilfreich bei hohem Blutdruck.

Johanniskraut-Öl

2 Handvoll frische Blüten, Knospen und Samenkapseln (verblühte Samenstände von Johanniskraut)
1 weithalsige Flasche
1 Liter Rapsöl (So viel, dass alle Blüten bedeckt sind und die Flasche vollkommen gefüllt ist.)

Die Blüten, Knospen und Samenkapseln in die Flasche geben und leicht anquetschen, mit dem Öl aufgießen und zugedeckt an einem hellen Platz, nicht pralle Sonne, für ca. 6 Wochen ausziehen lassen. Täglich schütteln, um Schimmelbildung zu vermeiden. Wenn das Öl schön rot ist, abseihen und in dunkle Flaschen füllen. Es sollte dunkel und kühl gelagert werden, nicht aber im Kühlschrank.

Mein besonderer Tipp

Bei Nervosität, Unruhe, Schlafstörungen ein Bad mit dem Absud von Johanniskraut genießen. Dazu nimmt man eine Handvoll des Krautes frisch oder getrocknet und übergießt es mit kochend heißem Wasser, lässt es 15-20 Minuten ziehen und gießt den Absud ins Badewasser. Max. 20 Minuten baden.

Wilde Rose – Hundsrose

rosa canina

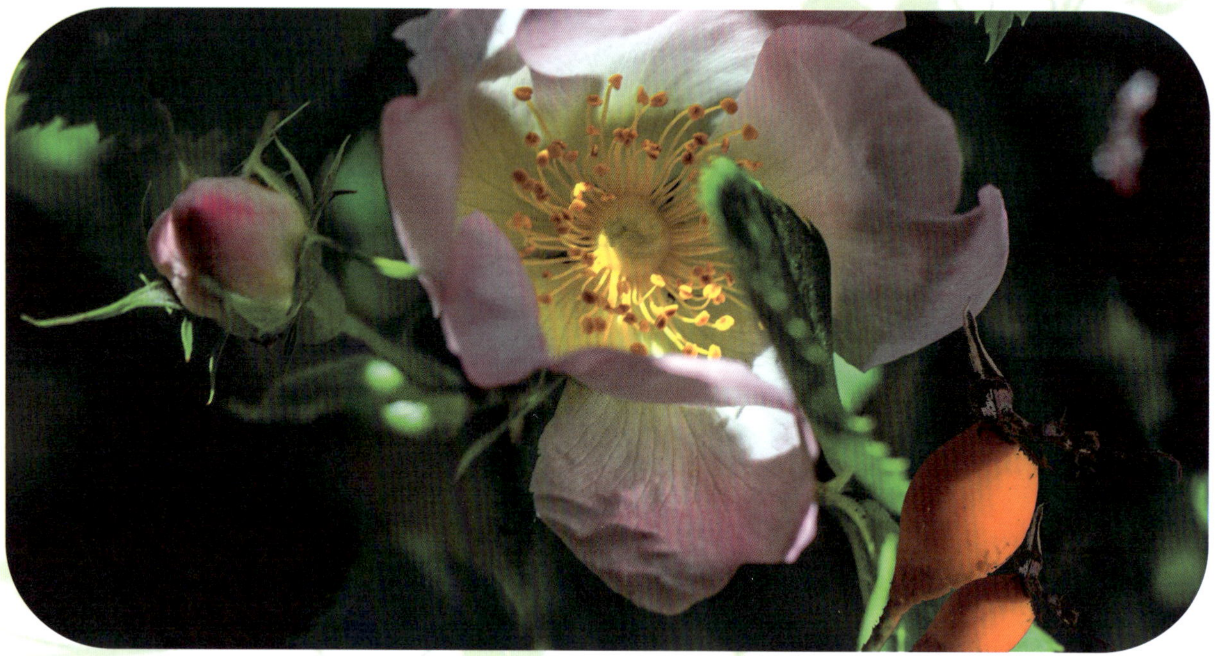

Was ich besonders interessant finde...

Botanisches

- Man nennt sie auch Heckenrose oder Hagedorn.
- Gehört zu den Rosengewächsen – diese können sehr vielseitig sein – dazu gehören auch Nelkenwurz, Odermennig, Frauenmantel u.v.m.
- Kerne im Innern der Früchte können reizend wirken – wurden früher als „Juckpulver" eingesetzt.

Geschichtliches

- Im Mittelalter Attribut für Jungfrau Maria und die Blume der Jungfrauen
- Die Rose ist der Venus geweiht und soll aus dem Blut des Adonis entstanden sein.
- Symbol für Zuneigung, Liebe, Fruchtbarkeit und der Verehrung der Toten
- Für Scheiterhaufen, auf dem Hexen verbrannt wurden, wurde Rosenholz verwendet.

Der kleine Prinz sagt:
„Die Zeit, die du für deine Rose gegeben hast, sie macht deine Rose so wichtig".

Heilkundliches

- Wirkt schwach abführend, harn- u. schweißtreibend, die Früchte zudem kühlend, entwässernd, und klärend
- Wirkt fiebersenkend und durststillen. Bei Nieren- und Leberleiden, zur Blutreinigung, bei verdorbenem Magen und zu starker Regel.
- Die Früchte enthalten 10 bis 15-mal mehr Vitamin C als Zitronen!
- Enthält Fruchtsäuren, Vitamin C, A, B1, B2, K, Mineralien, Pektine, Zucker, Gerbstoffe, ätherisches Öl.
- Das ätherische Öl wird vorwiegend aus der Damaszenerrose hergestellt. Für 1 Liter äther. Öl benötigt man ca. 4000 kg Rosenblütenblätter! Eine wohlriechende Rose für den Garten!
- Wildrosenöl wird aus den Hagenbutten gewonnen und ist sehr heilkräftig.
- Hagebuttenmehl gegen Arthrose, das Galaktolipid steckt vorwiegend in den Kernen der Früchte.

Kulinarisches

- Kandierte Rosenblütenblätter – als süße Nascherei oder zur Deko auf Kuchen, Desserts
- Rosensirup als besondere Süße für Tee, in Sekt, für Pralinen, Quark und Kuchen

Wie ich es anwende...

- Frische Blütenblätter zur Deko auf Salaten, Suppen, Desserts - auch kandierte Blütenblätter
- Frische oder getrocknete Blütenblätter für Bäder, Gesichtswasser, Fußbäder, Peeling, Cremes und viele Kosmetikprodukte – gut für gereizte Haut, Couperose oder Rosacea
- Tee aus frischen oder getrockneten Blüten und/oder Früchten – gut für Leber und Niere
- Frische Hagebutten für Marmelade, Mark, Sirup, Likör, Essig
- Kernlestee: Tee aus gewaschenen Kernen, 5 bis 10 Minuten kochen, wirkt wassertreibend und steinlösend.
- Hagebuttenpulver gegen Arthrose und zu hohem Cholesterin – tgl. 5 g, z.B. in das Müsli geben.
- Ätherisches Öl bei Hautproblemen, Herzschmerzen oder im Sterbeprozess
- Wildrosenöl, wird aus Hagebutten hergestellt, zum Massieren

Meine Rezepte

Blütenzucker

250 g feiner Zucker
10 EL geschnittene Rosenblüten

Zucker mit geschnittenen Rosenblüten vermischen, in ein Gefäß füllen und 1 Woche stehen lassen. Zucker durch ein Sieb schütten, die Rosenblätter entfernen – schön für duftende Desserts.

Rosenblüten-Essig

2 Handvoll Rosenblütenblätter
½ Liter milder Apfelessig

Rosenblütenblätter in eine Flasche geben, mit mildem Apfelessig übergießen, verschließen und für ca. eine Woche stehen lassen. Die Rosenblätter können im Essig verbleiben oder abgeseiht werden. Passt wunderbar zu Blattsalaten oder auch für eine Bowle.

Rosen-Sirup

500 g Rosenblüten von möglichst duftenden Rosen wie Damaszenerrosen
500 g Zucker
2 Bio-Zitronen
1 Liter Wasser

Rosenblütenblätter in eine Schüssel geben, mit Zucker bestreuen und die in Scheiben geschnittenen Biozitronen darauflegen. Mit dem Wasser auffüllen. Die Schüssel abdecken und 2 Tage stehen lassen – immer wieder umrühren, abseihen und im Kühlschrank aufbewahren. Alternativ kocht man den Sirup auf und füllt ihn heiß in Flaschen ab, dann hält er sich mehrere Wochen oder sogar Monate. Man spritzt ihn dann mit Mineralwasser oder Sekt auf.
Tipp: Wenn man die Prozedur mehrmals mit immer wieder neuen Blütenblättern wiederholt, erhält man eine intensivere Farbe und einen herrlichen Duft!

Blüten-Likör

5 Handvoll Heckenrosen-Blütenblätter ggf. gemischt mit Duftrosen, ungespritzt
10 g Weinsteinsäure aus der Apotheke
¼ Liter Wasser
300 g Zucker
½ Liter Obstler, mind. 38 %
alternativ Grappa oder Wodka

Heckenrosen-Blütenblätter in ein großes Gefäß geben, Weinsteinsäure in ¼ Liter Wasser auflösen und darübergießen. An einen dunklen Ort stellen und zwei Tage ziehen lassen. Zucker in ½ Liter Obstler, alternativ Grappa oder Wodka, auflösen und über den Ansatz gießen. Nochmals einen Tag stehen lassen. Durch einen Kaffeefilter in eine Flasche abfüllen und an einem dunklen Ort lagern.

Dieser Blütenlikör schmeckt ausgezeichnet und ist auch herzstär-

Mein besonderer Tipp

Für Hagebuttenmarmelade Früchte waschen und von den Kernen befreien. Roh pürieren oder im Mixer zerkleinern und mit der gleichen Menge Honig vermengen. Das so gewonnene Mus ist eine Heilnahrung und hält sich im Kühlschrank für ein paar Wochen; täglich einen Teelöffel davon essen.

Beinwell

symphytum officinale

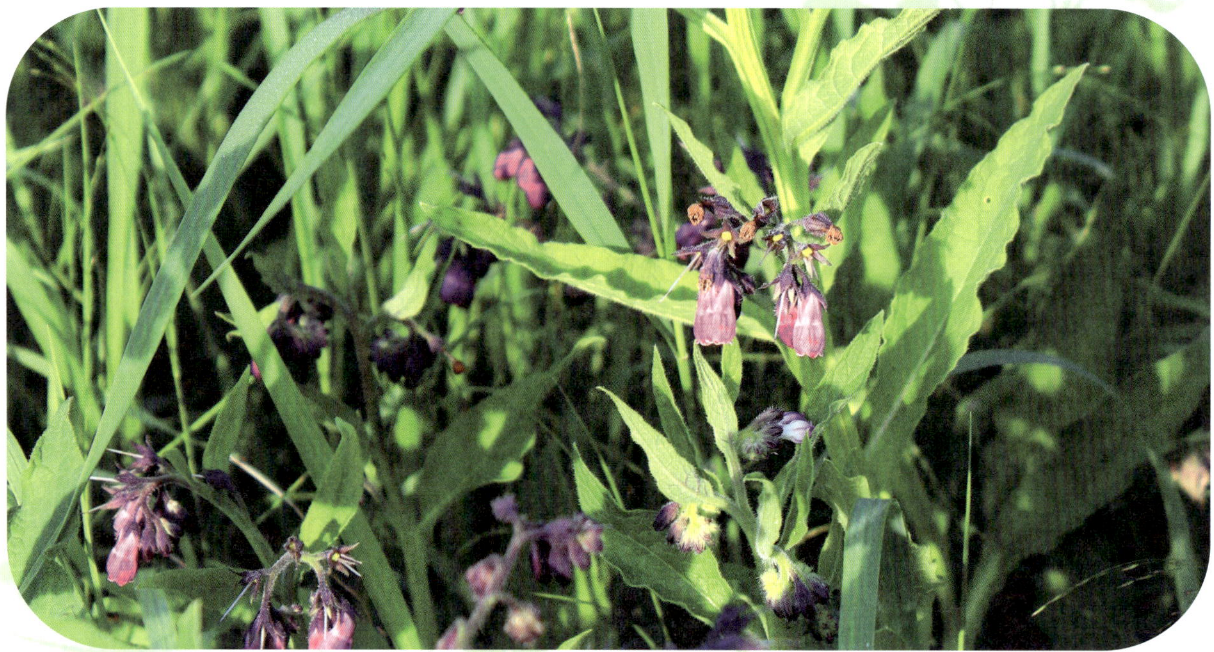

Was ich besonders interessant finde...

Botanisches

- Wird auch Beinwurz, Heilwurz, Himmelsbrot, Schwarzwurz oder Wallwurz genannt.
- Gehört zu den Raublattgewächsen, wie Borretsch.
- Hat borstig behaarte, raue, spitzförmige Blätter. BEINwell: BEIN kommt von Gebein/Knochen, WELL von wallen = wachsen/zusammenwachsen.
- Verwendet werden Blätter, Blüten und Wurzeln.
- Wurzel ist außen schwarz, innen weiß und sehr schleimig! Sie wird immer außerhalb der Vegetation, also im Herbst, Winter oder zeitigen Frühling ausgegraben und verarbeitet.
- Beinwelljauche ist eine wunderbare Stärkung für Gartenpflanzen und Gemüse.

VORSICHT: Kann bei der Anwendung größerer Mengen leberschädlich wirken.

Geschichtliches

- Mit dem Schleim der Wurzel wurde Leder weich gemacht.
- Mit Beinwellblättern hat man früher Kartoffeln gemulcht, um das Wachstum zu fördern.
- Frische, geschabte „Schmerzwurz“ galt im 1. Jhd. n. Chr. bereits als Pflaster bei Wunden.

Heilkundliches

- Beinwell enthält Allantoin, das granulationsfördernd wirkt und Wundsekrete schnell auflöst oder sie verflüssigt. Zusammen mit der enthaltenen Kieselsäure trägt Allantoin dazu bei, dass Knochenbrüche schneller heilen.
- Wirksam bei schlecht heilenden Geschwüren, Venenerkrankungen, Verstauchungen, Prellungen, Tennisarm, Karpaltunnelsyndrom, Gicht, Sehnenscheidenentzündungen, Rheuma und natürlich Knochenbrüchen, bei Narbenschmerzen, verhärteten Muskeln.
- Wirkt blutstillend, stopfend, antirheumatisch, gewebebildend, wundheilend, hustenlindernd, harnsäureauflösend.

Kulinarisches

- Die Blätter, Blüten und Wurzeln sind essbar.

*Pflanzen wachsen nur,
weil sie ruhig zulassen,
dass der Sonne Strahlen
sie erreichen.*

Wie ich es anwende...

- Frische Blüten zur Dekoration von Salaten, Süßem, Eis oder für Aufstriche
- Frische Blätter panieren, mit Käse füllen oder im Pfannkuchenteig ausbacken.
- Frische Wurzeln als Gemüse oder Suppe, ähnlich wie Pastinake und Schwarzwurzel
- Frische Blätter als Umschlag, vorher mit Nudelholz platt drücken, z.B. bei Prellungen, Verstauchungen.
- Junge Beinwellstängel schälen, roh für Salate oder kurz angebraten als Gemüse.
- Frische oder getrocknete Wurzeln zur Herstellung von Tinktur, Öl und Beinwellsalbe
- Pulver aus getrockneter, gemörserter Beinwellwurzel zum Einnehmen
- Frisches Kraut und Blüten für eine Pflanzenbrühe zur Stärkung der Pflanzen ansetzen oder zum Schutz vor Austrocknung mit einer Blätterschicht mulchen.
- Tee aus der Wurzel gemischt mit Thymian kann sogar sehr tief sitzenden Husten heilen.

Meine Rezepte

Beinwell-Salbe

½ kg frische Wurzeln, gesäubert und in Scheiben geschnitten
80 g Lanolin
½ Liter Olivenöl
30 g Bienenwachsplättchen
Werkzeug wie 2 Töpfe
(wenn möglich keine Metalltöpfe!)
einen großen Seiher
ein Tuch zum Abseihen
Holzlöffel
Gefäße für Salbe

Lanolin zusammen mit dem Öl im Topf erhitzen, nicht zu heiß, es darf nicht rauchen oder verbrannt riechen. Gesäuberte, kleingeschnittene Wurzeln zufügen und das Ganze unter ständigem Rühren ca. 25 Minuten köcheln lassen. Das Öl darf nicht so heiß werden, dass es raucht, aber auch nicht so abkühlen, dass es schmiert! Auf das Salbenkochen sollte man sich voll und ganz konzentrieren!

Dann nimmt man den zweiten Topf, gibt den Seiher mit dem Mulltuch darauf und gießt den Pflanzenauszug hinein. Mit dem Holzlöffel gut ausdrücken und das Mulltuch zusammendrehen, sodass das Öl vollständig ausgepresst ist. Nun das Bienenwachs zugeben und nochmals kurz erhitzen, damit sich das Wachs auflöst. Das Öl sofort in saubere Dosen abfüllen und offen stehen lassen, ggf. mit einem Zewa abdecken, bis die Salbe vollkommen ausgekühlt ist. Sie hält sich ca. 1 Jahr. Man wendet sie bei allen Beschwerden der Muskeln, Sehnen, Knochen und Gelenke an.

Beinwell-Rouladen

8 große Beinwellblätter
8 Scheiben Emmentaler
8 Scheiben Schinken
etwas Mehl
1 Ei
Paniermehl
Bratöl

Zutaten für Minz-Beinwell-Soße:
100 g Joghurt
½ Salatgurke
8 Blätter Minze
3 kleine Beinwellblätter
1 Tomate
Salz

Beinwellblätter waschen, Mittelrippe flach abschneiden und auf die Blattunterseiten Schinken und Käse legen – ein kleines Stück sollte dabei frei bleiben. Beinwellblätter aufrollen und feststecken – normalerweise kletten sie sich selbst fest, sodass gar kein Feststecken nötig ist. Zuerst die Röllchen im Mehl, dann im Ei und zuletzt im Paniermehl wenden, in Öl von allen Seiten ausbacken.

Für die Soße den Joghurt und 1/3 der Salatgurke im Mixer pürieren, Minze und die Blätter von Beinwell in feine Streifen schneiden, zum Joghurt geben. Tomate und restliche Gurke ebenfalls fein würfeln und unterheben. Beinwellblüten zur Dekoration auf die Soße drapieren und zu den frittierten Beinwell-Rouladen reichen.

Mein besonderer Tipp

Probieren Sie mal eine Wildkräuter-Quiche mit Beinwellblättern, Giersch, Spitzwegerich, Brennnessel und Wiesenbärenklau aus – schmeckt sehr fein – diese Kräuter hat man immer irgendwo in der Nähe zur Verfügung!

Holunder

sambucus nigra

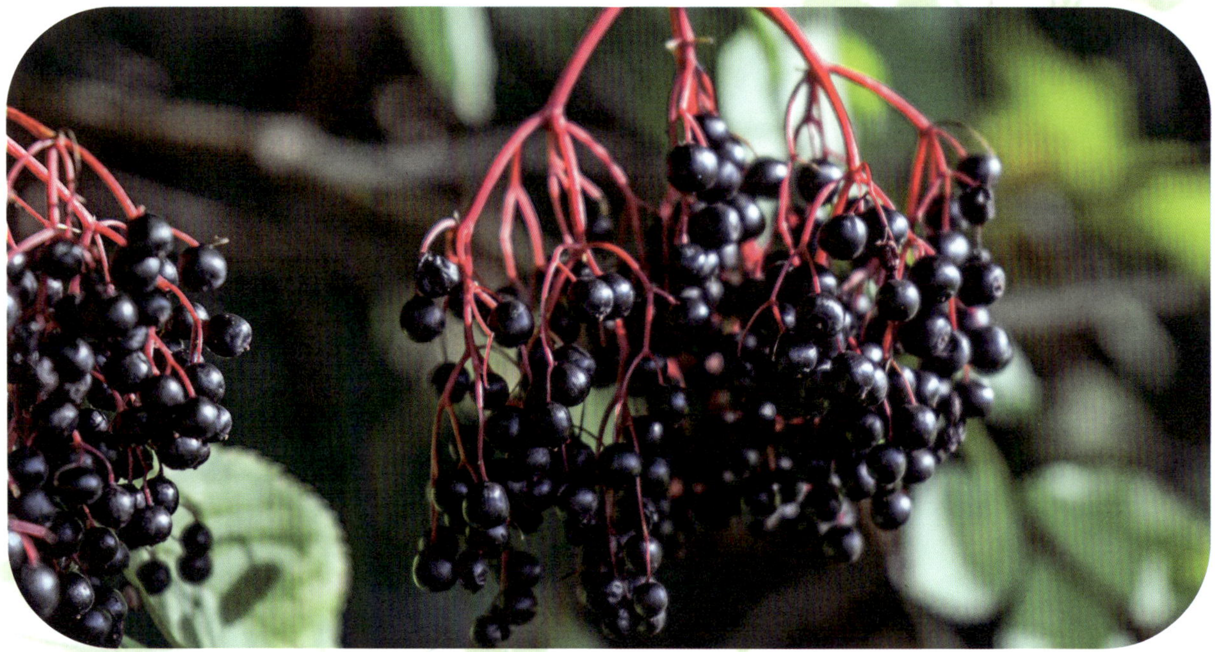

Was ich besonders interessant finde...

Botanisches

- Holunder nennt man auch Holler, Flieder oder Hollerstock.
- Es gibt bei uns den schwarzen Holunder, den wir nutzen, den roten Holunder und den Attich.
- Ist ein Kulturfolger, d.h. wo Menschen sich ansiedeln, wächst auch bald Holunder.
- Gehört zu den Moschuskrautgewächsen und wird wie der Mensch etwa 80-100 Jahre alt.

VORSICHT: Die Früchte nie roh essen, wirken leicht giftig und können Bauchschmerzen, Übelkeit oder Durchfall verursachen.

Geschichtliches

- In ihm stecken das Leben und der Tod zugleich, sagt man – Blüten = Leben, Geburt, Neubeginn und die schwarzen Früchte = Tod, früher wurde an Beerdigungen Fliedertee getrunken.
- Vor dem Holunder soll man den Hut ziehen, großer Schutzstrauch!
- Aus dem Holz lassen sich Maipfeifen schnitzen oder Schutzketten basteln; das sehr weiche Mark in den Ästen lässt sich leicht entfernen.
- Holunder soll negative Strahlung abhalten.
- Färberpflanze für Haare, Stoffe, Wolle

Heilkundliches

- Alle Teile sind sehr heilkräftig. Man nennt ihn auch „Hausapotheke des kleinen Mannes".
- Die Volksheilkunde setzt ihn ein bei Wassersucht, Ohrenschmerzen, Kopfschmerzen, Fieber.
- Enthält Sambunigrin, Säuren, Harz, Zucker, Flavonoide, Vitamine, Mineralien.
- Ist nieren- und blasenwirksam, blutreinigend, hustenlindernd, schweißtreibend, stuhlfördernd, immunstärkend, kräftigend, harntreibend, entzündungshemmend u.v.m.
- Holunder enthält sehr viel Vitamin C und unterstützt die Abwehrkräfte.
- Holundertee als Erkältungstee

Kulinarisches

- Bekannt sind Holunder-Küchle aus Blütendolden, Sirup aus Blüten und Früchten, Marmelade und Gelee, Saft aus den Früchten.

Von der Wurzel bis zur Blüte,
alles gereicht uns zur Güte,
ist segensreich und hold.

Wie ich es anwende...

- Frische Blüten für Sirup, Sekt, Wein, Holunderblütenwasser
- Frische Blüten für Kuchen, Küchle, Marmelade, Gelee, Essig, Bäder, Kosmetik u.v.m.
- Junge Blattspitzen (kleine Menge) klein geschnitten in den Salat geben (Frühjahrskur).
- Frische Blätter, Blüten, Rinde, Wurzel für Tinkturen, Heilsalben u. a. bei Rheuma, Gicht, Arthrose
- Blütentee bei Erkältung, wirkt schweißtreibend, evtl. zusammen mit Mädesüß und Lindenblüten
- Frische Beeren für Saft, Likör, Essig, Schnaps, Whisky, Sekt, Marmelade, Gelee, Wein, zum Trocknen für Tee
- Holunderbutter als Aufstrich: Beeren zerdrücken, mit etwas Zucker und Butter mischen.
- Tinte aus frischen Holunderbeeren herstellen. Die Briefe damit zu schreiben, ist etwas Besonderes!

Meine Rezepte

Holunder-Balsamico

750 ml dunkler hochwertiger Balsamico
350 g Zucker
600 g Holunderfrüchte
Gewürze wie Zimtstange,
ein paar Nelken, Piment, Sternanis,
Wacholder, Zimt,
je nach Geschmack

Balsamico zusammen mit dem Zucker in einen Topf geben und erwärmen. Ein kleines Teesäckchen mit den Gewürzen hineinhängen und ca. 10 Minuten ausziehen lassen. Holunderbeeren zugeben und ca. 10 Minuten leise köcheln. Den Topf beiseite stellen und abkühlen lassen. Den Essig abseihen und in Flaschen abfüllen.

Der Balsamico ist ein besonderer Geschmacks- und Augenschmaus, z.B. auf grünen Blattsalaten oder zum Tunken auf einer Käseplatte. Auch zum Aufgießen mit Sekt als Aperitif oder zum Eindicken von Soßen bei Wildgerichten

Ausgebackene Holunderdolden

Pflanzenfett
1 Eigelb
100 ml eiskaltes Wasser
60 g gesiebtes Mehl
½ TL Backpulver
1 TL Stärke
10-12 Holunderdolden
Puderzucker
frisches Obst und Rosenblütenblätter

Holunderdolden nicht waschen, sondern frisch verwenden! Lediglich für kurze Zeit auslegen, damit die Käfer wegfliegen können. Dadurch bleibt das Aroma erhalten! Diese durch den Teig ziehen, ein wenig abtropfen lassen und dann in das Fett geben, kurz nochmal hochziehen, damit sich die Blüten gut verteilen im Fett. Die Blüten goldgelb ausbacken und kurz auf einem Küchentuch etwas abtropfen lassen, damit sie nicht zu fettig werden. Mit Puderzucker bestreuen und garnieren mit Früchten und Rosenblütenblättern. Ein toller Genuss!

Holunderblüten-Wasser

2 Handvoll Holunderblüten
½ Liter Wasser

Holunderblüten mit kochendem Wasser übergießen. Die Blüten bleiben 12 Stunden im Wasser liegen. Dann die Flüssigkeit filtrieren und in Flaschen abfüllen, kühl lagern.

Hält sich ca. 2 Wochen im Kühlschrank.

Das Blütenwasser wird auf Augenpartien, Hals, Schultern und Dekolleté aufgetragen, um eine weiche und glatte Haut zu erhalten. Aber auch für die Milz ist das Wasser als Getränk hilfreich.

Mein besonderer Tipp

Probieren Sie ein Holunderbeeren-Limetten-Gelee mit viel Abrieb oder Zesten und Saft von frischen Limetten – nimmt den etwas herben Geschmack von Holunder – einfach wunderbar!

LABKRAUT

galium verum

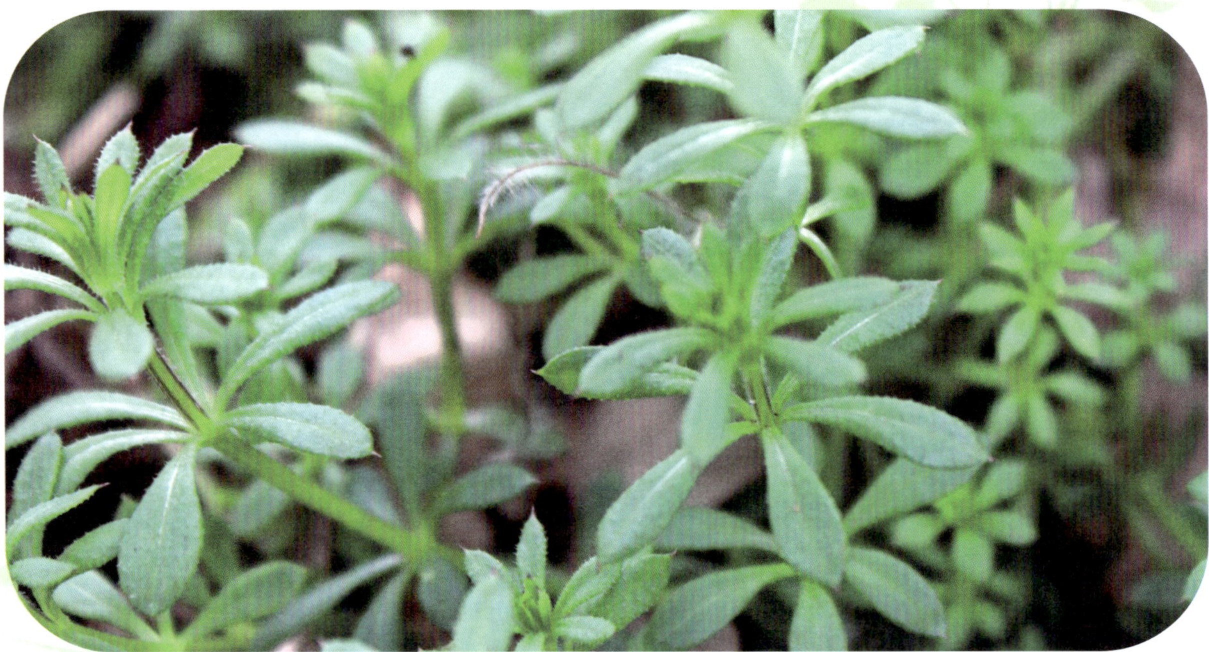

Was ich besonders interessant finde...

Botanisches

- Wird auch Ameisenkraut, Bettstroh, Liebfrauenstroh oder Sternkraut genannt.
- Gehört zu den Labkrautgewächsen wie Wiesenlabkraut (weiß blühend), echtes Labkraut (gelb blühend), klebriges Labkraut und Waldmeister, hat einen hohen Cumarinanteil, deshalb nicht zu viel davon verwenden.
- Merkmale aller Labkräuter: Vierkantiger Stängel und die sternförmig angeordneten Blätter.

Geschichtliches

- Man glaubte, das „Strahlenkraut" müsse gut gegen negative Strahlung sein und hängte Kränze davon auf oder legte es unter das Bett.
- Gebärenden Frauen legte man Labkraut zum Schutz ins Bett.
- Labkraut wurde früher zur Käseherstellung verwendet, weil es ein Gerinnungsenzym enthält.
- Wenn Labkraut intensiv duftet, kommt es zu einer Schlechtwetterperiode.
- Färbemittel – roter Farbstoff aus der Wurzel wird noch heute verwendet.

Heilkundliches

- Enthält Labferment, Kieselsäure, ätherische Öle, Zitronensäure, Aucubin, Flavonoide.
- Wirkt krampflösend, harntreibend, wundheilend, hautreinigend, nervenberuhigend, drüsenanregend, schleimlösend, blutreinigend.
- Labkraut unterstützt die Entgiftung über den Harn – bringt die Lymphe zum Fließen.
- Gegen Krämpfe, Drüsen- und Nierenleiden
- Als Ersatz für Johanniskraut kann Labkraut als nervenberuhigendes Mittel eingesetzt werden, z.B. in Form von Tee oder Schlafkissen.
- Ganzes gequetschtes Kraut auf Wunden gelegt ist ein Blutstiller und beschleunigt die Heilung.

Kulinarisches

- Blüten des echten Labkrautes schmecken süßlich nach Honig – ideal für Blütengelee oder Sirup.

Die Natur zeigt sich auf dieser Erde in aller Pracht. Sie zeigt ihre Lebendigkeit in den Pflanzen und Lebewesen und entdeckt sich selbst im Menschen.

Wie ich es anwende...

- Frisches Kraut und Blüten für Salate, Kräuterbutter, Suppen, Pestos, Smoothie, Presssaft
- Frisches Kaut für Auflagen, Kompressen etc., auch als Absud
- Frische Blüten als Färbemittel, natürliches Lab, Likör, Blütengelee, Bowle, duftende Getränke
- Frisches Kraut für Sommersprossenwasser, Natur-Deo u.a.
- Kraut und Blüten zu einem Kranz gebunden gegen negative Strahlung, unters Bett gelegt oder über der Tür aufgehängt.
- Gequetschtes Kraut auf Wunden und Verbrennungen, ist ein Blutstiller, beschleunigt die Heilung.
- Roter Farbstoff aus den Wurzeln, gelber Farbstoff aus Blüten - zum Färben oder Malen
- Tee aus frischem oder getrocknetem Kraut ist eine Alternative zu Johanniskraut, bei Nervosität und leichten Depressionen.

Meine Rezepte

Deo „Naturale“

4 TL getrocknetes Labkraut
1 Tasse (100 ml) kochendes Wasser
30 ml Weingeist (90 %)
ätherische Öle , wie z.B. Salbei, Zitrone, Melisse
saubere Sprühflasche

Labkraut mit kochendem Wasser übergießen und 10 Minuten ziehen lassen. Die Flüssigkeit durch einen Kaffeefilter abseihen. 70 ml von diesem Teeauszug in eine Schüssel geben und abkühlen lassen. 30 ml Weingeist hinzugeben und verrühren. Zum Schluss ca. 10 Tropfen von äth. Öl, wie Salbei, Zitrone oder Melisse, dazugeben und nochmals gut verrühren. Die Flüssigkeit in eine Sprayflasche geben. Hält sich ca. 6 Monate.

Blüten-Gelee

Je nach Jahreszeit und Möglichkeit
3 Handvoll Blüten vom echten Labkraut, Rotklee, Holunder, Schafgarbe, Rose, Löwenzahn
¾ Liter Wasser
1-2 Bio-Zitronen
Gelierzucker 2:1

Die Blüten säubern, ggf. kurz auslegen, damit die Käfer verschwinden. Die Blüten nicht waschen. Das Wasser aufkochen und über die Blütenmischung geben, Zitrone in Scheiben schneiden und das Ganze über Nacht ausziehen lassen. Am nächsten Tag abseihen und zusammen mit dem Gelierzucker nach Packungsanleitung kochen – sofort heiß in ausgespülte Gläser geben.

Alternativ kann auch eine Mischung aus Wasser und Apfelsaft als Flüssigkeit verwendet werden. Reines Labkrautgelee hat etwas von einer englischen Orangenmarmelade!

Wildkräuter-Nockerl

3 Handvoll Wildkräuter, wie Brennnessel, Spitzwegerich, Gänseblümchen und Labkraut
250 g Magerquark
2 Eier
150 g Mehl
50 g Käse (Parmesan oder Emmentaler)
Salz, Pfeffer und Muskat nach Belieben

Die Kräuter waschen, abtropfen lassen, blanchieren und hacken. Den Quark mit Eiern, Mehl, geriebenem Käse und Gewürzen verrühren, dann die Kräuter untermischen. Mit einem nassen Teelöffel eine Probenocke abstechen und in simmerndem Salzwasser ca. 3-5 Minuten gar ziehen lassen. Wenn die Nocke zusammenhält, den gesamten Teig so verarbeiten. Ist der Teig noch zu weich, ggf. noch Mehl dazugeben, der Teig soll klebrig bleiben.

Wenn alle fertig sind, serviert man die Nocken, z.B. mit stückiger Tomatensauce oder etwas brauner Butter und Parmesanspänen.

Mein besonderer Tipp

Die langen Triebe waschen und im Kühlschrank lagern. Nach ein paar Stunden sind sie schön knackig und dienen zur Deko für Platten oder ein Wildkräuter-Buffet.

Beifuss

artemisia vulgaris

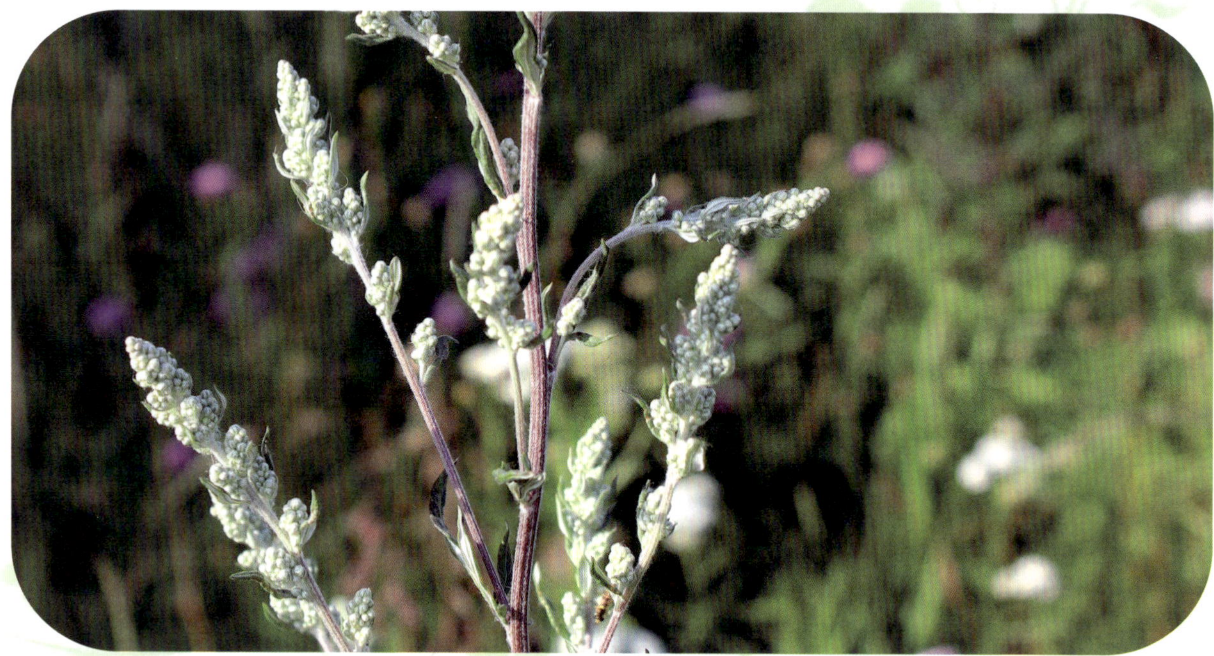

Was ich besonders interessant finde...

Botanisches

- Gehört zu den Artemisia-Gewächsen – wie auch Wermut, Eberraute oder Ambrosia.
- Beifuß gilt als „Ältestes der Kräuter“ oder auch Mutter aller Kräuter.
- Man nennt ihn auch Besenkraut, Wilder Wermut, Stabkraut, Gänsekraut.
- Er wächst gern an Ackerrändern, Brachflächen, Dämmen, Wegrändern.
- Verwendet werden die Blätter und die Blüten, wenn diese gerade aufgeblüht sind.

VORSICHT: Verwechslungsgefahr mit Ambrosia. Beifußblätter sind jedoch auf der Unterseite silbern!

Geschichtliches

- Zur Sommersonnwende band man Beifußkränze und sprang damit über das Feuer – es sollte Krankheit und Unheil fernhalten.
- Im Altertum stellte man mithilfe von Beifuß Liebestränke her. Der Beifuß war der Göttin Artemisia geweiht.
- Geräucherter Beifuß soll ein wirksamer Schutz gegen alle Mächte der Finsternis sein.
- Früher hieß es, wer Beifuß im Haus hat, dem kann der Teufel nichts anhaben.

Heilkundliches

- Wichtiges Frauenkraut – für alle Belange der Frau, von Menstruation bis Wechseljahre
- Müde Wanderer werden munter, wenn sie ein Blatt vom Beifuß in den Schuh legen.
- Er enthält Bitterstoffe, ätherische Öle, Inulin, Vitamine, Gerbstoffe, Thujon.
- Er wirkt appetitanregend, verdauungsfördernd, antibakteriell, fungizid (pilzhemmend), erwärmend, schweißtreibend, menstruationsauslösend.
- Hebammen hatten das Kraut früher immer dabei, es regt die Wehentätigkeit an.
- Wird heute noch zum „Moxen“ verwendet, zum Drehen des Kindes im Mutterleib.

Kulinarisches

- Beifuß enthält viele Bitterstoffe – als Gewürz in der Küche macht es das Essen verdaulicher.
- Likör oder Schnaps ansetzen als Aperitif (Verdauungshilfe und Genussmoment)

Das Beste und Wichtigste steht oft nicht in den Büchern – sondern in der Natur.

Wie ich es anwende...

- Blühendes Kraut – frisch oder getrocknet - bei Magenverstimmungen als Tee oder in Wein
- Blühendes Kraut für medizinische Anwendungen wie Auflagen, Bäder, angesetzt als Tinktur oder Öl zur Massage oder Einreibungen für Sportler
- Getrocknetes blühendes Kraut als Gewürz, z.B. gemörsert mit Salz, eingelegt in Wein oder pur als Speisenwürze für eine gute Verdauung
- Getrocknetes Kraut in Kräuterkissen zusammen mit Waldmeister, Holunderblüte, Melisse, Steinklee, Lavendel oder einfach pur – man erhält einen erholsamen und tiefen Schlaf.
- Frisches Kraut, vor oder während der Blüte, angesetzt als Aperitif in Form von Likör, Schnaps, Tee
- Ein Fußbad nach einem anstrengenden Tag mit Beifußkraut genießen.
- Getrocknetes Kraut pur zum Räuchern oder für Räuchermischungen verwenden.

Meine Rezepte

Einreibeöl für Sportler

10 Stängel Beifuß (Blätter und Blüten)
1 Liter Olivenöl
50 Tr. ätherisches Lavendelöl

Beifuß zerkleinern, in eine Schüssel geben und mit Olivenöl übergießen. Das Öl mäßig erwärmen und auf dem warmen Herd für ca. 2 Stunden ausziehen lassen. Alternativ kurz erwärmen und für 2 Wochen kalt ausziehen lassen. Wenn das Öl eine kräftige, grüne Farbe hat, abseihen und danach ggf. Lavendelöl zugeben. Fertiges Öl in dunklen Flaschen aufbewahren. Eine Massage mit dem Öl ist eine Wohltat für müde strapazierte Füße und Beine!

Beifuß-Wein

20 Beifußblätter
5 Blätter Pfefferminze
1 Zweig Rosmarin
0,75 Liter süßer Weißwein

Beifußblätter mit Pfefferminze und Rosmarin mischen und mit Weißwein übergießen. Den Wein 10 Tage in einem geschlossenen Gefäß ziehen lassen. Dann abseihen und vor jeder Mahlzeit ein Likörgläschen trinken. Hilft bei Verdauungsbeschwerden – kann

Beifuß-Crêpes

100 g Mehl
4 Eier
¼ Liter Milch
50 g flüssige Butter
100 g gehackte, junge Beifußtriebe

Glatten Teig herstellen aus Mehl, Eiern, Milch und flüssiger Butter. Den Teig für ca. ½ Stunde ruhen lassen. Dazu mischt man gehackte, junge Beifußtriebe. In einer Pfanne dünne Crêpes ausbacken. Ggf. mit Quark bestreichen und servieren. Hilft der Verdauung und schmeckt!

Beifuß-Tee

1 EL frische Beifußblätter oder
1 TL getrocknetes Beifußkraut, fein geschnitten
250 ml Wasser

Beifuß mit kochendem Wasser überbrühen, zugedeckt ca. 5 Minuten ziehen lassen, abseihen und mehrmals einen kleinen Schluck trinken, ggf. etwas Zitrone oder Pfefferminze zugeben, wenn es zu intensiv schmeckt.

Bringt Wärme in den Unterleib, fördert die Menstruation, löst krampfartige Regelschmerzen, beruhigt strapazierten Magen, steigert den Gallefluss und unterstützt die Verdauung:

Mein besonderer Tipp

Beim Wandern ein Blatt vom Beifuß in den Schuh legen, damit keine Blasen entstehen und die Füße nicht so schnell müde werden!

MÄDESÜSS

filipendula ulmaria

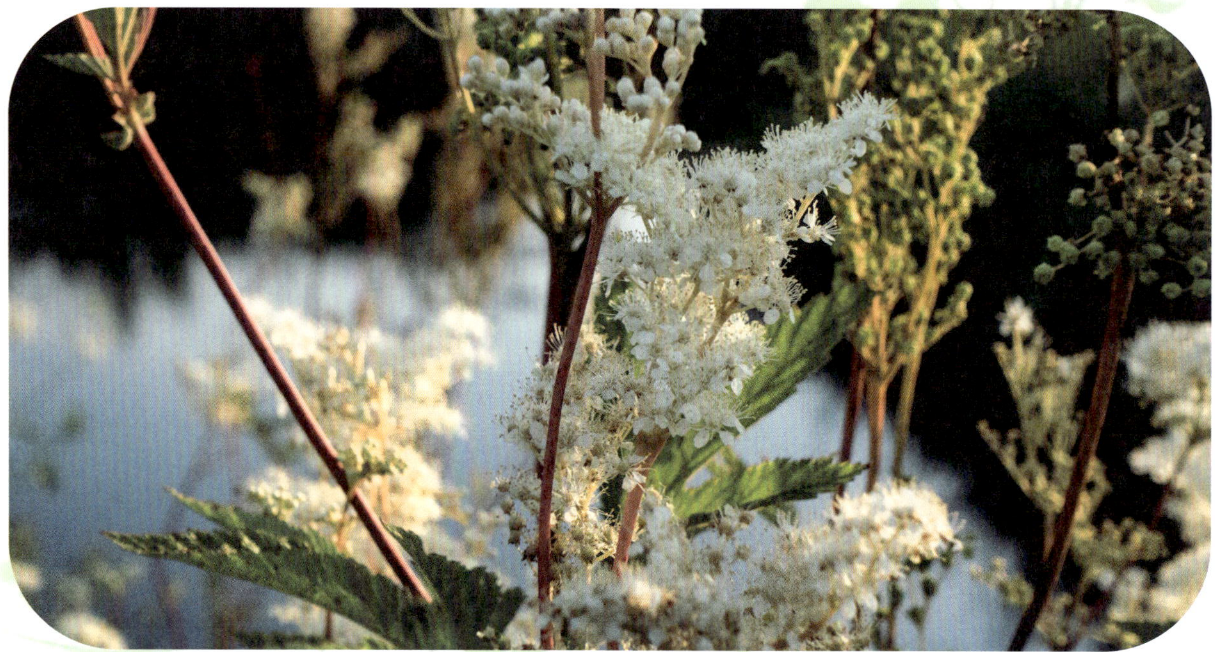

Was ich besonders interessant finde...

Botanisches

- Wird auch Wiesenkönigin, Spierstaude, Rüsterstaude, Wiesengeißbart oder wilder Flieder genannt.
- Gehört zu den Rosengewächsen.
- Die Merkmale sind gefiederte Blätter, rötliche Stiele. Der Blütenduft erinnert an Marzipan und Bittermandel.
- Mädesüß kommt ursprünglich von „Met“, da die Pflanze zur Herstellung des Honigweines verwendet wurde.
- Wächst sehr gerne an feuchten Stellen, an Bachläufen und Gewässerrändern.
- Blüht von Juni bis September.

Geschichtliches

- Bienenstöcke wurden mit den Blüten ausgerieben, um die Bienen anzuregen.
- Aspirin (nach Spireae) wurde danach benannt!
- Pflanzenfarbstoffe wurden aus Wurzel, Blatt und Stängel gewonnen.

Es ist die Natur, die uns jeden Tag aufs Neue lehrt, dass das Leben immer einen Weg findet, um gelebt zu werden.

Heilkundliches

- In der Volksheilkunde gilt Mädesüß als wichtige Schmerzpflanze – sie enthält Salicylsäureverbindungen und Gerbstoffe, die schmerzlindernd wirken.
- Enthält äth. Öl, Gerbstoffe, Vanillin, Schleimstoffe, Terpene.
- Wirkt schweißtreibend, harntreibend, blutstillend und schmerzlindernd.
- Einsatz bei Erkältungskrankheiten, Migräne, rheumatischen Beschwerden, zur Blutreinigung, bei Krämpfen, Drüsenbeschwerden, Nierenleiden
- Äußerlich: Fußbäder, Einreibungen, Packungen oder Kompressen bei geschwollenen Beinen
- Als Blutreinigungsmittel: Tgl. 4 Tassen Tee trinken - Körpergifte werden ausgeschwemmt.

Kulinarisches

- Mädesüßsahne für Desserts, Früchte oder Kuchen
- Gesunder Zuckerersatz für Getränke
- Apfel- u. Beerengelees mit Mädesüß verfeinern.
- Zusatz in Likören, gibt ein feines Aroma.

Wie ich es anwende...

- Frische oder getrocknete Blüten für Tee, Tinktur, Bäder
- Frische junge Blätter für Salate
- Frische Blüten für Getränke, Kosmetik, Likör, Bier, Gelees, Sahne (siehe Rezept unten)
- Einen Sirup herstellen (siehe Rezept unten).
- Getrocknete Blüten in Kräuterkissen – zusammen mit Melisse, Lavendel, Beifuß, Rose etc.
- Frische Blüten als Zuckerersatz in Getränken
- Als Tinktur zum Einnehmen gegen Schmerzen, insbesondere Kopfschmerzen und Migräne

Meine Rezepte

Lotion für feine Gesichtshaut

1 Handvoll Mädesüßblüten
¼ Liter kochendes Wasser
1 TL Hamameliswasser
kleine Fläschchen

Mädesüßblüten mit dem kochenden Wasser übergießen und abkühlen lassen. Dann abfiltern und Flüssigkeit mit 1 TL Hamameliswasser verrühren. In saubere ggf. ausgekochte Fläschchen abfüllen. Die Lotion wirkt zusammenziehend und verfeinert das Hautbild.

Mädesüß-Sahne

250 ml Sahne
3-4 Dolden von frischem Mädesüß

Mädesüßblüten in die Sahne geben und kurz aufkochen. Die Sahne dann abkühlen lassen und die Mädesüßblüten herausnehmen, ggf. filtern bzw. durch einen Seiher geben. Die abgekühlte Sahne aufschlagen und zu Beeren, Kuchen, Desserts usw. reichen.

Altweibersirup

2 Stängel Mädesüßblüten
1 Handvoll Lindenblüten
10 Holunderblüten
1 kg Zucker
Saft von vier Zitronen
800 ml Wasser

Für die Zubereitung wird Geduld benötigt, denn es braucht Zeit zum Abkühlen und Durchziehen. Das Wasser wird mit Zitronensaft und Zucker im Topf aufgekocht. Das Ganze dann abkühlen lassen. Die Kräuter klein schneiden und zur Zuckerflüssigkeit geben. Bei Zimmertemperatur 12 Stunden ziehen lassen, danach in den Kühlschrank geben und nochmals 24 Stunden ziehen lassen, ab und zu umrühren. Schließlich die Flüssigkeit abseihen, filtern und nochmals kurz aufkochen. Noch heiß in die vorbereiteten ggf. ausgekochten Flaschen abfüllen. Hält sich mindestens 6 Monate.

Mädesüß-Tee bei Schmerzen und Erkältungsbeschwerden

1 TL (2-3 g) Mädesüßkraut
oder 1/2 TL Blüten
150 ml siedendes Wasser

Mädesüßkraut oder Mädesüßblüten mit siedendem Wasser übergießen und 7 Minuten ziehen lassen. Danach abgießen und mehrmals täglich eine Tasse möglichst heiß trinken.

Als besonders empfehlenswert zeigt sich eine Mischung mit Linden-, Holunder-, Kamillen- und Orangenblüten!

Rezept zum Ansetzen einer Tinktur – siehe Anhang zu Grundrezepten S. 40.

Meine Grundrezepte

Ölauszug – kalt (Basis für Cremes, zur Massage, Hautpflege)

Frisches oder getrocknetes Pflanzenmaterial, hochwertiges Pflanzenöl wie Olivenöl, Rapsöl, Sonnenblumenöl, Sesamöl, Mandelöl.

Pflanzenmaterial und Öl bei frischen Pflanzen 1:5, bei getrockneten 1:10 zusammen mit dem Öl in eine weithalsige Flasche geben, schließen und schütteln. Den Auszug an einem warmen, hellen Ort für ca. 6 Wochen stehen lassen. Wichtig ist, den Ansatz jeden Tag zu schütteln, um Schimmelbildung zu vermeiden. Abseihen und in dunkle Flaschen abfüllen. Je länger frische Pflanzen Sonne abbekommen haben, desto intensiver wird das Ergebnis des Auszugs und desto geringer ist die Gefahr von Schimmelbildung! Beschriften nicht vergessen.

Ölauszug – warm (Schnelle Alternative zum Kaltauszug – weniger Schimmelgefahr, aber aufgrund der Hitze gehen Inhaltsstoffe verloren)

Pflanzenmaterial (Verhältnis s.o.) in ein hitzebeständiges Glas geben und mit Öl übergießen. Ins Wasserbad stellen und ca. 1 Stunde bis max. 40 Grad erhitzen, Temperatur dabei kontrollieren. Abseihen und wenn dieser Auszug abgekühlt ist, in dunkle Flaschen abfüllen, beschriften.

Salbe – fetthaltige Pflege

100 ml Ölauszug, z.B. Schafgarbenöl, Johanniskrautöl, Ringelblumenöl oder andere, 20 g Bienenwachs, 1 TL Lanolin, Salbendöschen

Öl im Wasserbad erwärmen und Bienenwachs (1/5 der Ölmenge) zugeben, unter ständigem Rühren auflösen, löst sich bei 60 Grad auf. Ggf. kann die Menge an Bienenwachs durch einen Anteil Kakaobutter ersetzt werden, bringt zusätzliche Pflege. Außerdem kann der Salbe nach Auflösen des Bienenwachses noch ein TL Lanolin (Wollwachs) zugegeben werden. Dies macht die Salbe cremiger, Feuchtigkeit wird besser gespeichert und die Wirkstoffe verbleiben länger auf der Haut. Auch ätherische Öle können als Zusatz in die Salbe eingearbeitet werden, um weitere Wirkstoffe hinzuzufügen. Hier muss jedoch darauf geachtet werden, dass das ätherische Öl erst zugegeben werden darf, wenn die Salbe auf Handwärme abgekühlt ist, ansonsten verflüchtigt sich das ätherische Öl. Die Salbe ist ca. 1 Jahr haltbar.

Tinktur – alkoholischer Auszug aus frischen oder getrockneten Pflanzen

Frische Pflanzen und 40 bis 70%igem Alkohol im Verhältnis 1:2, bei getrockneten im Verhältnis 1:5 in ein Gefäß geben und schütteln. Den Ansatz für ca. 2 Wochen an einem warmen Ort ziehen lassen. Tinktur abseihen und in Flaschen abfüllen. Dunkel und kühl gelagert hält sich die Tinktur mehrere Jahre. Wird meist verdünnt oder tropfenweise verwendet.

Wasserauszug heiß (klassische Zubereitung für Tee oder Sud für ein Bad)

1 EL frisches oder alternativ 1 TL von getrocknetem Kraut mit 200 ml heißem Wasser übergießen. Am besten das Wasser nach dem Aufkochen ganz kurz für 1-2 Minuten abkühlen lassen. Abgedeckt für 5-10 Minuten ziehen lassen. Je feiner das Material, desto kürzer die Ziehzeit. Dann abseihen und trinken oder alternativ in ein Bad geben. Für ein Bad empfiehlt es sich, eine größere und konzentriertere Menge herzustellen.

Wasserauszug kalt (für Schleimstoffdrogen wie Malve, Spitzwegerich, Eibisch, Huflattich)

1 TL getrocknetes Kraut oder 1 EL frisches Kraut mit 200 ml kaltem Wasser aufgießen und bei Zimmertemperatur über Nacht, mindestens aber 3-4 Stunden abgedeckt ziehen lassen. Abseihen und auf Trinktemperatur (ca. 35 Grad) erwärmen.

Abkochung (zum Lösen der Wirkstoffe aus Rinden, Wurzeln und harten Blätern)

Pflanzenteile grob zerkleinern und mit kaltem Wasser ansetzen:

1 EL frisches oder 1 TL getrocknetes Pflanzenmaterial mit 200 ml Wasser aufkochen und mindestens 10-20 Minuten köcheln lassen – ggf. etwas Wasser nachgießen, abseihen und abkühlen lassen. Trinken bzw. für ein Bad verwenden.

Meine Hinweise zum sicheren Sammeln und Verarbeiten von Kräutern:

- Nur sammeln, was man auch 100%ig sicher kennt! Ggf. mit Bestimmungsbuch arbeiten oder jemanden fragen, der sich damit gut auskennt.
- Geschützte Pflanzen dürfen grundsätzlich nicht gesammelt werden!
- Auch in Naturschutzgebieten oder Wasserschutzgebieten ist das Sammeln verboten.
- Grundsätzlich immer genügend Pflanzen einer Art stehen lassen, damit sie sich vermehren können.
- Nur gesunde und saubere Pflanzen sammeln!
- Sammelzeit: nicht bei oder direkt nach Regen. Die Pflanzen sind verwässert und schimmeln schneller.
- Tageszeit: Am besten später Vormittag, wenn Tau abgetrocknet ist oder späterer Nachmittag, wenn die ärgste Hitze vorbei ist.
- Nicht zu viel auf einmal sammeln, da alles noch weiterverarbeitet werden muss!
- Nicht auf gespritzten, stark gedüngten oder verunreinigten Flächen sammeln.
- Als Behältnis am besten einen Korb oder eine Papiertüte nehmen – kein Plastik!
- Wenn möglich, Sträuße aus den gesammelten Kräutern binden, um diese zu trocknen – die Zerkleinerung sollte erst kurz vor dem Verzehr erfolgen, damit die ätherischen Öle nicht schon vorher freigesetzt werden.
- Die Verarbeitung sollte unmittelbar nach dem Sammeln erfolgen!
- Blütenblätter können z.B. gut in einem selbst gebauten „Trockner“ getrocknet werden, indem man Holzsteigen nimmt, die man übereinanderstapelt (erhältlich in Supermärkten). Mit einem Tuch oder Papier als Unterlage ist dann auch das Abfüllen kein Problem.
- Getrocknet werden die Kräuter an einem staubfreien, absonnigen, trockenen Ort, wie überdachte Hütte oder auf dem Dachboden, bis die Kräuter „rascheltrocken“ sind, d.h. wenn man sie in die Hand nimmt und drückt, raschelt es.
- Die Aufbewahrung sollte in einem Gefäß oder einem Behältnis erfolgen, das ggf. noch Restfeuchtigkeit aus den Pflanzen aufnehmen kann, also z.B. ein Leinensack, eine Papiertüte, weniger günstig sind Gläser oder Dosen.
- Wenn vorhanden, kann in der Regel immer mit frischen Kräutern gearbeitet werden, ansonsten auch mit getrocknetem Material.
- Ggf. Kräuter in der Apotheke oder im Bioladen kaufen, um Verwechslung auszuschließen.
- Wurzeln werden immer außerhalb der Vegetation ausgegraben, also im sehr zeitigen Frühjahr, bevor die Pflanze austreibt, oder im Herbst, wenn sie sich zurückzieht.

Wenns zwickt — Beschwerden und die passenden Heilkräuter

Beschwerden	Anzuwendende Kräuter
Abszess	Beinwell, Gundermann
Appetitlosigkeit	Löwenzahn, Beifuß, Schafgarbe
Arthritis	Löwenzahn
Arthrose	Löwenzahn, Hagebutte, Brennnessel
Blähungen	Schafgarbe, Beifuß
Blutdruckprobleme	Bärlauch (wirkt ausgleichend)
Bluterguss	Beinwell
Blutverbesserung	Mädesüß, Brennnessel, Holunder, Rose, Schafgarbe
Bronchitis	Johanniskraut, Gundermann, Spitzwegerich, Bärlauch
Cholesterinwerte hoch	Bärlauch (wirkt ausgleichend)
Eisenmangel	Brennnessel
Ekzeme	Vogelmiere
Entgiftung	Brennnessel, Löwenzahn, Labkraut, Mädesüß, Gundermann, Bärlauch
Entwässerung	Rose, Brennnessel, Giersch
Erkältungsbeschwerden	Mädesüß, Holunder
Fieber	Holunder, Rose
Frühjahrskur	Brennnessel, Löwenzahn, Labkraut, Vogelmiere, Bärlauch, Giersch
Gallenbeschwerden	Löwenzahn
Gallensteine	Löwenzahn, Gundermann
Gicht	Giersch, Beinwell
Hämorrhoiden	Schafgarbe, Johanniskraut, Vogelmiere
Haut trocken/empfindlich	Rose
Husten - trocken (Reizhusten)	Spitzwegerich, Beinwell (in Verbindung mit Thymian), Gundermann
Immunsystem stärken	Hagebutte, Holunder, Brennnessel, Spitzwegerich, Scharbockskraut
Insektenstiche	Spitzwegerich, Knoblauchrauke, Beifuß
Karpaltunnelsyndrom	Beinwell
Kopfschmerzen	Johanniskraut, Mädesüß, Holunder
Leberleiden	Löwenzahn, Beifuß, Schafgarbe
Menstruationsbeschwerden	Beifuß, Rose, Schafgarbe, Taubnessel
Muskelverspannungen	Johanniskraut, Beinwell
Nagelbettentzündung	Beinwell, Taubnessel, Schafgarbe, Johanniskraut
Narbenschmerzen	Schafgarbe, Beinwell, Johanniskraut
Nervenberuhigung	Johanniskraut, Labkraut
Neuralgien	Johanniskraut
Nierenleiden	Labkraut, Löwenzahn, Holunder
Nieren- und Harnleitersteine	Löwenzahn, Gundermann
Prellung, Quetschung	Beinwell
Prostata	Brennnesselwurzel
Rheuma	Beinwell, Giersch
Schlafprobleme	Johanniskraut, Taubnessel
Schmerzen	Mädesüß, Johanniskraut
Schuppenflechte	Vogelmiere
Sehnenscheidenentzündung	Beinwell
Sonnenbrand	Johanniskraut
Tennisarm	Beinwell
Tinnitus	Gundermann
Venenleiden	Beinwell
Verbrennungen	Johanniskraut
Verdauungsbeschwerden	Löwenzahn, Beifuß, Schafgarbe
Verrenkung	Beinwell, Gänseblümchen
Wechselbeschwerden	Beifuß, Johanniskraut, Schafgarbe, Taubnessel
Wunden	Labkraut, Johanniskraut, Schafgarbe, Gundermann, Vogelmiere
Zahnfleischentzündung	Knoblauchrauke, Rose
Zerrung	Beinwell

Ein paar ganz persönliche Tipps von mir:

- Nehmen Sie sich Zeit für die Arbeit mit den Pflanzen – kein MULTI-Tasking!
- Arbeiten in und mit der Natur kann sehr meditativ sein und schult unsere Achtsamkeit.
- Geben Sie in jede Ihrer Rezepte und Produkte ein paar gute Gedanken, Gebete, liebe Worte mit hinein – es wird seine Wirkung nicht verfehlen.
- Verwenden Sie nach Möglichkeit kein Metall in Verbindung mit den Pflanzen, also keine Metalllöffel zum Rühren, Metallschüsseln etc.
- Etikettieren Sie Ihre Produkte sofort mit Datum, wann es abgefüllt wurde und welche Zutaten Sie verwendet haben – es wäre schade, wenn Sie später nicht mehr wissen, welche Schätze Sie haben und wie alt sie sind.
- Achten Sie bei den verwendeten Zutaten auf Qualität. Man sollte sich selbst nur das Beste gönnen und lieber weniger, dafür qualitativ hochwertige Zutaten verarbeiten.
- Wenn Sie sich unsicher sind in Ihrem Tun, beim Sammeln, Herstellen, Verarbeiten – scheuen Sie sich nicht, mich oder andere Pflanzenkundige zu fragen.
- Betrachten Sie all die Pflanzen, die Sie verarbeiten, als Geschenk! Wir dürfen uns aus einer unglaublichen Schatzkiste bedienen, seien Sie dankbar dafür.

Das Beste und Wertvollste steht
nicht immer in den Büchern
sondern in der Natur!

In diesem Sinne wünsche ich Ihnen viele wertvolle Erfahrungen, schöne, magische Momente in der Natur und eine Fülle von Genüssen, Freuden und Anregungen mit und durch die Pflanzen!

Ihre

Sophie Bösel

Quellen:
„Die Kräuter in meinem Garten"

Bilder von Sophie Bösel und Johannes Dolpp

Hinweis:
Die Daten zu den jeweiligen Pflanzen, die Hinweise und Empfehlungen stammen großteils aus eigenen Erfahrungen oder von Menschen, die diese mit mir teilen. Es besteht kein Anspruch auf Vollständigkeit – es wird auch keine Gewähr für unrechtmäßigen Gebrauch und unsachgemäßen Einsatz der Kräuter übernommen.

Meine Kräuternotizen:

Meine Sammelplätze, Erfahrungen, Tipps...